newLearners'
Technical guide to the Electrocardiogram

by

Yukihiko Momiyama
and
Masashi Kanno, Masako Ohtomo

A volume of nLTG series

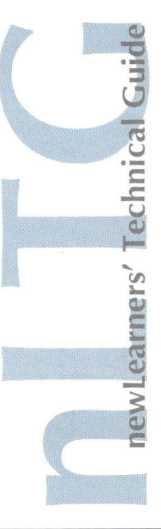

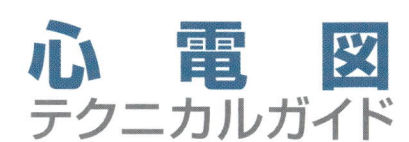

newLearners'
心 電 図
テクニカルガイド

著　樅山　幸彦
　　国立病院機構東京医療センター循環器科

　　神野　雅史, 大友　雅子
　　東京都済生会中央病院臨床検査科

診断と治療社

序

　本書の前身である「心電図マスターガイド」を出版して11年が経ち，今回「newLearners' 心電図テクニカルガイド」として再出発することになった。心電図は多くの検査が普及した現在でも心臓病患者でまず最初に行われる検査であり，循環器病棟に勤務する研修医の多くが最初に学ぼうと思うのが心電図である。筆者自身は子どもの時に湿疹で困ったのをきっかけに皮膚科医を目指し，東京都済生会中央病院で2年間の内科研修後に皮膚科入局を予定していた。内科の中でも循環器は難しいイメージがあったが，現在その常任顧問を務めておられる三田村秀雄先生に心電図の勉強をするかと勧められ，毎週1回病院で記録されたすべての心電図50〜60枚を先に診断し，後でチェックしていただいた。最初は勉強したい気持ちと日々の研修で忙しく少々面倒くさい気持ちと半々であったが，数カ月後に初めて1枚の間違いもなく診断できた時の喜びを今でも懐かしく思い出す。ふと気がつくと，心電図そして循環器内科に強く興味をもち，循環器医になっていた。

　当時，心電図を勉強するために英語の成書を買ったが，読むのに一苦労した覚えがある。自身の経験からはまずは薄い本を1冊読み，最低限の診断基準を覚えた上で，日々の診療で実例をみるのが，心電図を読めるようになる早道と思う。本書では心電図の理論的な部分はできるだけ省き，実例を多く取り入れつつ，薄くて誰でも読み切れるように工夫した。心電図では1つの病態に多くの診断基準が提唱され，それが勉強する人の混乱を招くことがあるが，本書ではわれわれが日常臨床で最もよく用いる基準を記載した。さらに，これを覚えやすくまとめたKey Pointsの欄を用意した。まず本書をひと通り読んだら実際の心電図をみて，わからない時や基準を忘れた時に再度読み直していただければと思う。

心電図はただ診断するのでなく病名や病態と照らし合わせることも大切である。心エコー所見との対比も勉強になる。筆者自身もこの本をきっかけに一層勉強していきたいが，先輩諸先生方の心電図診断にはいつも感心させられる。経験豊富な人ほど多くの情報が得られる奥深い心電図を学びたいと思う読者のため，本書が少しでも役立てばと思う。

　現在勤務している国立病院機構東京医療センターにも毎年2名ずつ循環器科後期研修医がやってくる。循環器医を目指そうと意気込んで仕事をしている姿を見ると，いつも嬉しく感じる。そんな彼ら彼女らと，皮膚科医を目指していた自分に心電図の面白さを教えて下さった三田村先生にこの本を捧げる。

2011年5月

樅山幸彦

newLearners' Technical Guide

目 次

I 心電図の基礎知識　1

1. 心電図の基礎 ……………………………………………………………………2
A. 心臓の刺激伝導系　2
B. 心電図の波形　4
C. 12誘導心電図　6
D. 電気軸（Axis）と回転（Rotation）　8
E. 心電図記録の実際　14

2. 正常の心電図波形と異常所見 ……………………………………………18
A. 心電図の見方　18
B. 心拍数（Heart Rate）　18
C. P波（P wave）　20
D. PQ間隔（PQ interval）　26
E. QRS幅（QRS width）　29
F. QRS波（QRS complex）　33
G. ST部分（ST segment）とT波（T wave）　43
H. QT間隔（QT interval）　51
I. U波（U wave）　53

II 疾患各論　57

3. 冠動脈疾患（Coronary Artery Disease：CAD） …………………………58
A. 心筋梗塞（Myocardial Infarction：MI）　58
B. 狭心症（Angina Pectoris）　69

4. 高血圧症（Hypertension）と弁膜症（Valvular Heart Disease：VHD）.....72
    A. 高血圧症（Hypertension） 72
    B. 大動脈弁狭窄症（Aortic Stenosis：AS） 75
    C. 大動脈弁閉鎖不全症（Aortic Regurgitation：AR） 77
    D. 僧帽弁狭窄症（Mitral Stenosis：MS） 80
    E. 僧帽弁閉鎖不全症（Mitral Regurgitation：MR） 83

5. 心筋症（Cardiomyopathies）..86
    A. 肥大型心筋症（Hypertrophic Cardiomyopathy：HCM） 86
    B. 拡張型心筋症（Dilated Cardiomyopathy：DCM） 89
    C. 拘束型心筋症（Restrictive Cardiomyopathy：RCM） 93
    D. たこつぼ型心筋症（Takotsubo Cardiomyopathy） 94

6. 先天性心疾患（Congenital Heart Disease：CHD）.................................96
    A. 心房中隔欠損症（Atrial Septal Defect：ASD） 96
    B. 心室中隔欠損症（Ventricular Septal Defect：VSD） 98
    C. 右胸心（Dextrocardia） 100

7. 心膜疾患（Pericardial Disease）..101
    A. 急性心膜炎・心筋炎（Acute Pericarditis／Myocarditis） 101
    B. 心嚢液貯留（Pericardial Effusion） 103
    C. 収縮性心膜炎（Constrictive Pericarditis） 104

8. 肺性心（Cor Pulmonale）..105
    A. 肺塞栓症（Pulmonary Embolism：PE） 105
    B. 慢性閉塞性肺疾患（Chronic Obstructive Pulmonary Disease：COPD） 107
    C. 原発性肺高血圧症（Primary Pulmonary Hypertension：PPH） 109

III 負荷心電図　111

9. 運動負荷試験（Exercise Testing） 112
- A. トレッドミル運動負荷試験　112
- B. ダブルマスター2階段運動負荷試験　122

参考文献 128

索　引 129

newLearners'
Technical guide to the Electrocardiogram

I. 心電図の基礎知識

Clinicalbases of the Electrocardiogram

I. 心電図の基礎知識

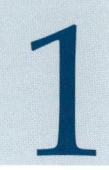

1 心電図の基礎

A 心臓の刺激伝導系

1. 刺激伝導系（図1-1）

　正常では洞房結節が心臓のペースメーカーとして規則的に電気的刺激を作り，それを刺激伝導系という電気の通り道を介して心臓全体にすばやく伝え，心臓はリズミカルに収縮する。

　右房と上大静脈の合流部付近にある**洞房結節（SA node）**で作られた電気的刺激は心房へ伝えられ，心房を伝わった刺激は三尖弁付着部付近の心房中隔にある**房室結節（AV node）**に集まる。

　房室結節を通った刺激は**ヒス束（His bundle）**に伝わり，さらに右脚と左脚に分かれる。**右脚**（right bundle branch）は心室中隔の右室側を通って右室へ刺激を伝える。**左脚**（left bundle branch）は前枝と後枝に枝分れし，**左脚前枝**（left anterior fascicle）は左室の前壁側，**左脚後枝**（left posterior fascicle）は後壁側に刺激を伝える。

　右脚および左脚前枝と後枝はさらに細い**プルキンエ線維**（Purkinje fibers）となり，最終的に心室の心筋細胞へ刺激を伝える。

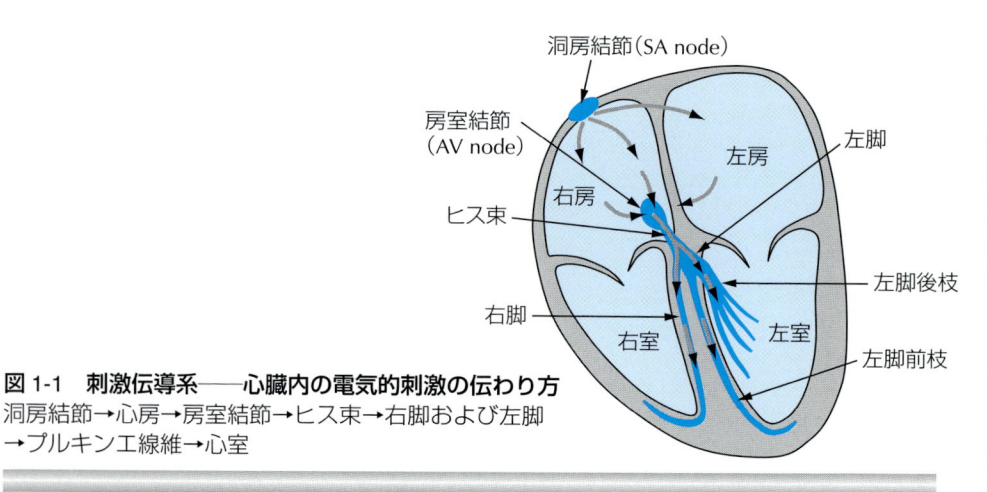

図1-1　刺激伝導系──心臓内の電気的刺激の伝わり方
洞房結節→心房→房室結節→ヒス束→右脚および左脚
→プルキンエ線維→心室

2. 自動能

心臓の細胞には電気的刺激を産生しうる自動能があり，その能力は心臓内の部位により異なる。

洞房結節は交感神経と副交感神経の神経末端に富み，最も高い自動能を持ち，正常ではペースメーカーとして心臓の拍動をコントロールしている。**洞調律**（sinus rhythm）といい，安静時心拍数は60〜100/分である。

洞房結節に次いで高い自動能を有するのが房室結節で，洞房結節と同じく交感神経と副交感神経の神経末端に富んでおり，40〜60/分で刺激を作りうる。しかし，心室の細胞の自動能は低く，20〜40/分程度でしか刺激を作れない。

3. 脱分極（depolarization）と再分極（repolarization）（図 1-2）

心臓の細胞内は収縮していない時には電気的にマイナス（静止電位）であるが，刺激が伝わると急速に細胞外の陽イオン（Na^+）が流入して細胞内はプラスになる。この電気的変化を**脱分極**といい，脱分極が刺激伝導系を介して心臓全体に伝わることによって心臓は収縮する。

脱分極が完了すると，細胞内の陽イオン（K^+）が流出して細胞内はマイナスに戻る。これを**再分極**といい，心臓の収縮が1回終了する。

心筋細胞の電位は図 1-2 に示したように5つの時相に分かれて変化することになる。

第0相：急速な脱分極
　　　fast Na channel の活性化
　　　急速な細胞外から細胞内へのNaの流入

第1相：早期の再分極
　　　fast Na channel の不活性化と
　　　K channel の活性化

第2相：プラトー
　　　slow Ca channel の活性化
　　　細胞外から細胞内へのCaの流入

第3相：再分極
　　　K channel の活性化
　　　細胞内から細胞外へのKの流出

第4相：静止電位
　　　K channel が静止電位の維持に重要

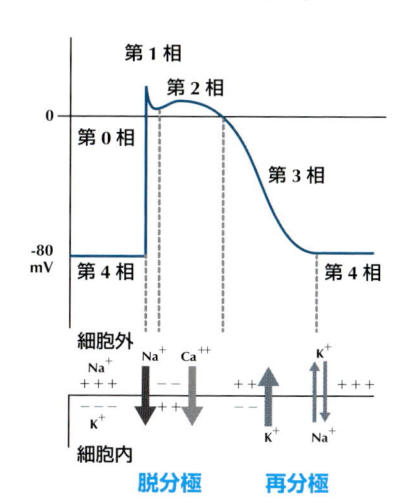

図 1-2　心筋細胞の活動電位

I. 心電図の基礎知識

B 心電図の波形

1. P 波，QRS 波，T 波の意味（図 1-3）

心電図では垂直方向（縦軸）に電位が示されている。1mV を 10mm として表示し，1mm毎の細い線は 0.1mV になる。

a) P 波

洞房結節で作られた電気的刺激は心房全体を脱分極し，心房の脱分極が P 波を作る。P 波は心房の脱分極の過程すなわち電気的刺激が心房内を伝わる様子を表し，心房に異常があれば P 波に異常を示す。

b) QRS 波

心房を伝わった電気的刺激は房室結節，ヒス束，そして右脚，左脚を通った後に心室全体を脱分極し，心室の脱分極が QRS 波となる。QRS 波は心室の脱分極の過程すなわち電気的刺激が心室内を伝わる様子を表し，心室に異常があれば QRS 波に異常を示す。

c) T 波

脱分極した心室は再び静止時に戻ろうと再分極し，心室の再分極が T 波となる。心室に異常があれば，QRS 波だけでなく T 波にも異常を示すことが多い。

2. PQ 間隔と QRS 幅

心電図では水平方向（横軸）に時間を示し，1mm毎の細い線は 0.04 秒，5mm毎の太い線は 0.20 秒を表す。

図 1-3　心電図波形

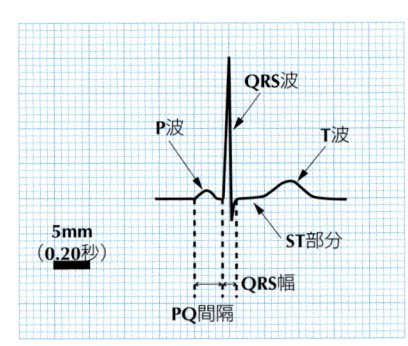

a）PQ間隔（PQ interval）

　P波の始まりからQRS波の始まりまでの時間として計測し，心房から心室まで刺激が伝わるのに要する時間を意味する。多くは伝導速度の最も遅い房室結節内を伝わる時間を反映している。

　正常では0.12～0.20秒であり，0.12秒（3mm）未満は心房と心室の間に刺激伝導系より速く刺激を伝えうる副伝導路の存在（WPW症候群）が疑われる。副伝導路の存在を見逃さないために，記録した12誘導の中で最も短いPQ間隔で計測する。一方，PQ間隔が0.20秒（5mm）より長い時は1度房室ブロックといい，心房から心室への伝導が障害されている。

b）QRS幅

　QRS波の始まりから終わりまでの時間として計測し，心室全体が脱分極するのに要する時間を意味する。記録した12誘導の中で最も幅広いQRS波でQRS幅を計測する。正常では0.10秒以下であるが，0.12秒（3mm）以上の幅広いQRS波は右脚ブロックなどの心室内伝導障害が考えられる。

■心電図波形のKey Points

1. P波
   - ▷ 心房の脱分極：電気的刺激が心房内を伝わる様子を表す．
   - ▷ 心房に異常があればP波に異常が現れる．
2. QRS波
   - ▷ 心室の脱分極：電気的刺激が心室内を伝わる様子を表す．
   - ▷ 心室に異常があればQRS波に異常が現れる．
3. T波
   - ▷ 心室の再分極．
   - ▷ 心室に異常があればQRS波のほかT波にも異常を示すことが多い．
4. PQ間隔
   - ▷ 心房から心室まで刺激が伝わるのに要する時間．
   - ▷ P波の始まりからQRS波の始まりまでの時間として計測．
   - ▷ 正常では0.12～0.20秒．
5. QRS幅
   - ▷ 心室全体が脱分極するのに要する時間．
   - ▷ QRS波の始まりから終わりまでの時間として計測．
   - ▷ 正常では0.10秒以下．

I. 心電図の基礎知識

C 12誘導心電図

1. 心電図とは

心臓は各々の心筋細胞が脱分極するとともに，電気的刺激が刺激伝導系を介して心臓全体に伝わることで収縮し，ポンプの役割を果たしている。体表面に電極を置き，心臓の電気的活動を記録する機械が心電計であり，記録された波形が心電図である。

2. 標準12誘導心電図（standard 12-lead electrocardiogram）

四肢に4つ，胸部に6つの電極を置き，6つの肢誘導（I, II, III, aV_R, aV_L, aV_F）と6つの胸部誘導（V_1, V_2, V_3, V_4, V_5, V_6）の心電図波形を記録する。これを**標準12誘導心電図**と呼ぶ。

a）肢誘導

1. **双極肢誘導**：四肢に電極を置いて記録する6つの肢誘導のうち，I, II, III は双極肢誘導と呼ばれ，2つの電極間の電位差を記録する。I 誘導は右手と左手，II 誘導は右手と左足，III 誘導は左手と左足の間の電位差を記録する。

   結果的に図1-4のように，I 誘導は右手から左手に向かう左方向の電位，II 誘導は右手から足に向かう左下方向の電位，III 誘導は左手から足に向かう右下方向の電位を記録している。正常では心房も心室もおよそ左下方向に刺激は伝わるため，P 波も QRS 波も II 誘導で陽性かつ高電位の波形となる。

   > ■Einthoven の三角形：
   > I, II, III 誘導の方向は60°ずつ異なり，ちょうど正三角形の各辺を形成するごとくであり，古くから Einthoven の三角形と呼ばれている．

2. **増高単極肢誘導**：aV_R, aV_L, aV_F は増高単極肢誘導と呼ばれ，単極誘導で得られる電位を50%増幅したもので，双極肢誘導の電位の約87%に相当する。

   電極に向かう方向の電位を記録し，図1-4に示すように，aV_R 誘導は右手に向かう右上方向，aV_L 誘導は左手に向かう左上方向，aV_F 誘導は足に向かう真下方向の電位を記録している。

心電図の基礎 1

図 1-4　肢誘導で記録される電位の方向
各誘導では矢印方向の電位を主に記録する．I，II，III 誘導の方向は 60°ずつ異なり，正三角形の各辺を形成するごとくである（Einthoven の三角形）．

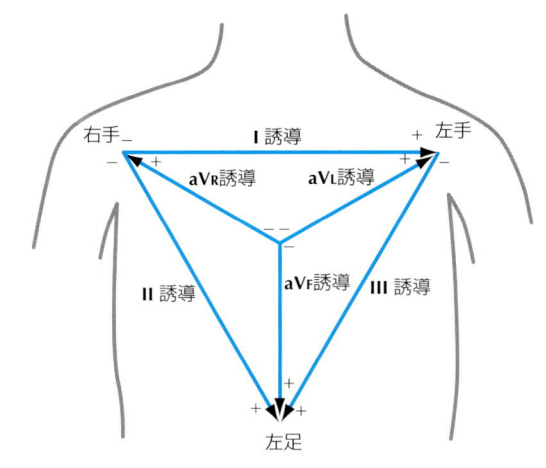

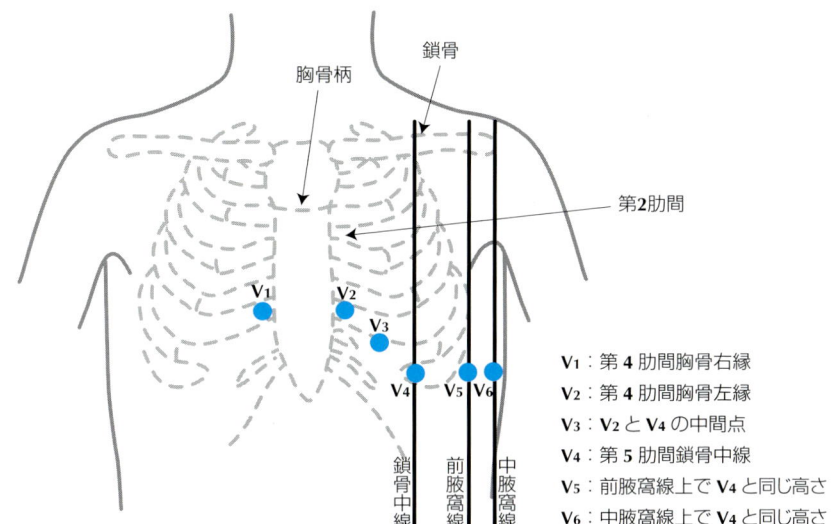

図 1-5　胸部誘導を記録するための電極の位置

V_1：第 4 肋間胸骨右縁
V_2：第 4 肋間胸骨左縁
V_3：V_2 と V_4 の中間点
V_4：第 5 肋間鎖骨中線
V_5：前腋窩線上で V_4 と同じ高さ
V_6：中腋窩線上で V_4 と同じ高さ

b）胸部誘導

　V_1〜V_6 は胸壁上に 6 つの電極（図 1-5）を置いて記録する単極誘導である．心臓から電極に向かう方向の電位が記録されるが，肢誘導と異なり心臓の近くに電極が置かれるため，記録される電位は心臓と電極の距離に大きく左右される．V_2〜V_5 誘導は電極が左室の直上に位置するために QRS 波は高電位を示し，V_6 誘導は心臓と電極の間に肺が入り，低電位を示しやすい．

I. 心電図の基礎知識

D 電気軸（Axis）と回転（Rotation）

1. 電気軸（axis）

a）六軸基準系

　図1-4に示したように，6つの肢誘導はすべて前額面上に位置し，上下左右方向の電位を表す．各肢誘導の方向をわかりやすくするために各誘導が中心点で交わるようにすると図1-6になる．六軸基準系（hexaxial reference system）と呼び，肢誘導Iの方向を0°，aVFの方向を+90°とする．II誘導は+60°，III誘導は+120°，aVL誘導は-30°となる．

　各誘導ではその誘導に向かう方向に電気が流れると上向き（陽性）波形，誘導から離れる方向に電気が流れると下向き（陰性）波形になる．すなわち心室内の電気の流れが主に左方向（0°）の時はI誘導でR波優位のQRS波（R波高＞S波高）となり，心室内の電気の流れが右方向（+180°）の時はI誘導ではS波優位のQRS波（R波高＜S波高）になる．

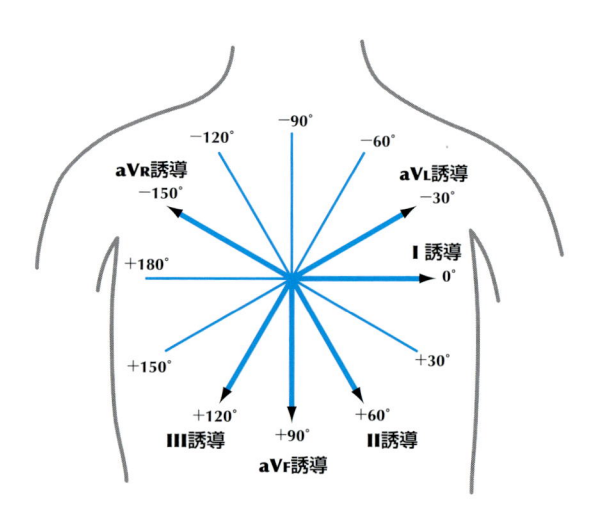

図1-6　六軸基準系
6つの肢誘導はすべて前額面上に位置し，上下左右の電位の方向を表している．
I誘導の方向を0°とする．

b）正常の電気軸と左軸偏位，右軸偏位（図1-7）

　心臓内の主な電気の流れの方向を**電気軸**と呼ぶ。正常では心房も心室も左下方向に刺激は伝わるため，P波もQRS波も正常の電気軸は0°～＋90°になる。Ⅰ誘導は-90°～＋90°方向の電気の流れを上向き波形に示し，aV_F誘導は0°～＋180°方向の電気の流れを上向き波形に示す。そのため，正常の電気軸0°～＋90°ではⅠ誘導でもaV_F誘導でもP波とQRS波は上向き波形になる。

　電気軸が-90°～0°を**左軸偏位**（left axis deviation：LAD），＋90°～＋180°を**右軸偏位**（right axis deviation：RAD）と呼び，正常の電気軸とまったく反対の-90°と＋180°の間を**不定軸**（indeterminate axis）と呼ぶ。図1-7のように，左軸偏位ではⅠ誘導で上向きすなわちR波優位のQRS波（R波高＞S波高），aV_F誘導で下向きすなわちS波優位（R波高＜S波高）になる。逆に右軸偏位ではaV_F誘導で上向き，Ⅰ誘導で下向きQRS波となる。

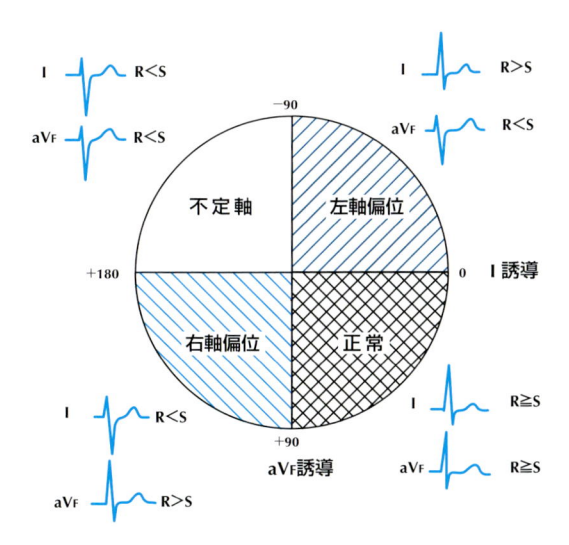

図1-7　電気軸とQRS波形
正常の電気軸（0°～＋90°）ではⅠ誘導でもaV_F誘導でもR≧Sであるが，左軸偏位（0°～-90°）では，Ⅰ誘導ではR＞SだがaV_FではR＜Sとなる．
一方，右軸偏位（＋90°～＋180°）では，Ⅰ誘導ではR＜S，aV_F誘導ではR＞Sとなる．

I. 心電図の基礎知識

■QRS 波の電気軸の診断基準
I 誘導で R 波高≧S 波高かつ aVF 誘導で R 波高≧S 波高
　　⇒ **正常の電気軸**（normal axis）

I 誘導で R 波高＞S 波高かつ aVF 誘導で R 波高＜S 波高
　　⇒ **左軸偏位**（LAD）
I 誘導で R 波高＞S 波高かつ II 誘導で R 波高＜S 波高
　　⇒ **著明な左軸偏位**（marked LAD）

I 誘導で R 波高＜S 波高かつ aVF 誘導で R 波高＞S 波高
　　⇒ **右軸偏位**（RAD）
aVF 誘導で R 波高＞S 波高かつ aVR 誘導で R 波高＞S 波高
　　⇒ **著明な右軸偏位**（marked RAD）

I 誘導で R 波高＜S 波高かつ aVF 誘導で R 波高＜S 波高
　　⇒ **不定軸**（Indeterminate axis）

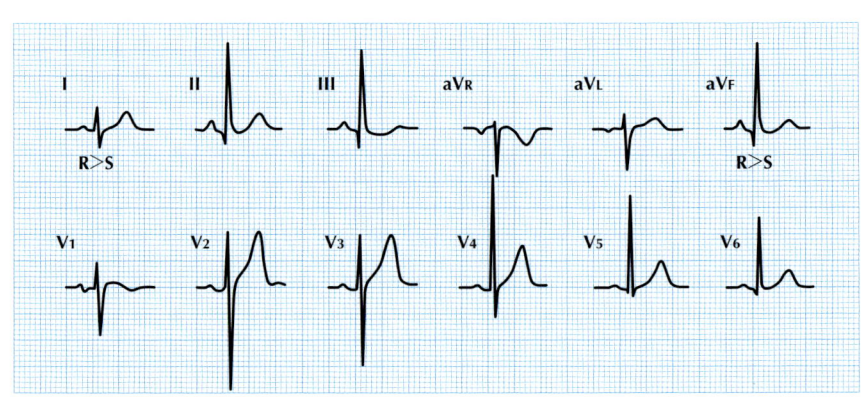

例 1-1　正常の電気軸（0°〜90°）
I 誘導でも aVF 誘導でも R 波高＞S 波高である．移行帯については V_3 では R/S＜1 だが V_4 では R/S＞1 であり，V_3 と V_4 の間に存在する．

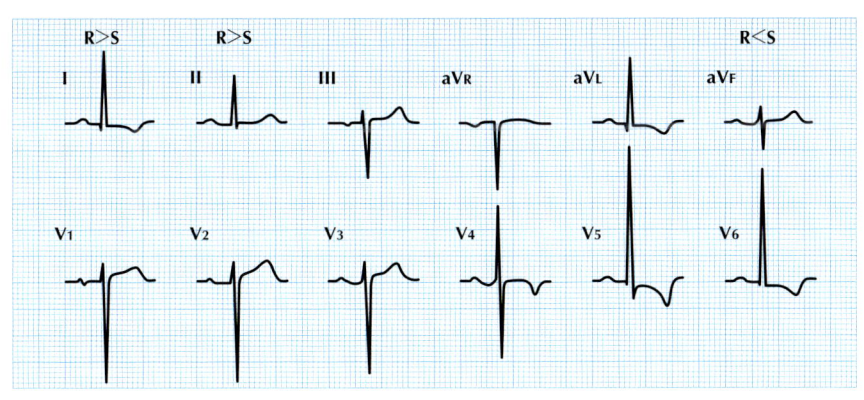

例 1-2　左軸偏位例
I 誘導では R 波高＞S 波高だが，aVF 誘導では R 波高＜S 波高となっている．

c) 体型，病態と電気軸

　健常人でも太った人では心臓は横（水平位）になり，−30°〜0°程度の左軸偏位を示し，痩せた体型の人では心臓は垂直になり，＋90°〜＋120°程度の右軸偏位を示すことが多い。そのため，正常の電気軸を−30°〜＋120°と定義することも多い。これらの理由から，−90°〜−30°を病的な**著明な左軸偏位**（marked LAD）とし，＋120°〜＋180°を**著明な右軸偏位**（marked RAD）とする。

　著明な左軸偏位は高血圧などに伴う左室肥大や左脚前枝ブロック例で認められ，著明な右軸偏位は肺高血圧に伴う右室肥大や左脚後枝ブロック例で認められる。左室肥大では肥大に伴って左室心筋の起電力が大きくなり，より左軸偏位を示す。

　−90°〜−30°の著明な左軸偏位では I 誘導で上向き，aVF 誘導で下向きなだけでなく，II 誘導で下向き（R 波高＜S 波高）の QRS 波形となる。一方，＋120°〜＋180°の著明な右軸偏位では I 誘導で下向き，aVF 誘導で上向きなだけでなく，aVR 誘導で上向き（R 波高＞S 波高）の QRS 波形となる。

I. 心電図の基礎知識

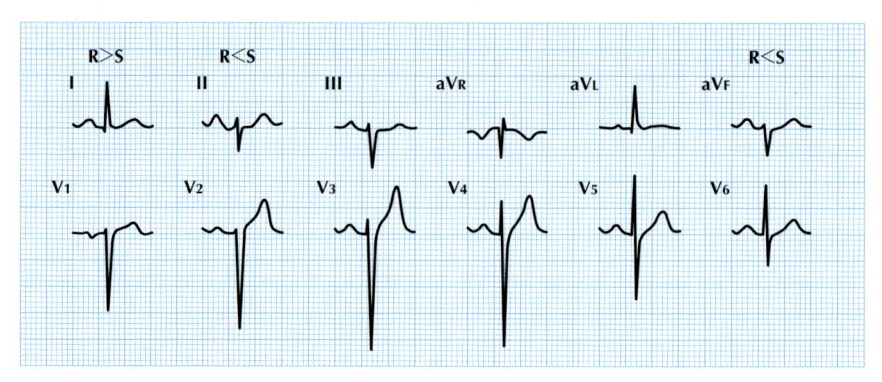

例 1-3　著明な左軸偏位例
aVF 誘導だけでなく II 誘導でも R 波高＜S 波高となっている．

2. 回転（rotation）

a）移行帯

　正常では胸部 V_1，V_2 誘導では R 波より S 波の方が大きく（R 波高＜S 波高），V_5，V_6 では S 波より R 波の方が大きい（R 波高＞S 波高）．すなわち R 波高/S 波高の比は V_1 から V_6 に向って次第に大きくなる（R 波高の絶対値は電極と心臓の距離が V_4 より V_5，V_6 誘導では遠くなり，RV_4 より RV_5，RV_6 はむしろ小さくなる）．R 波高＝S 波高となる部位を**移行帯**（transitional zone）と呼び，正常では例 1-1 のように，V_3，V_4 誘導もしくはその間に位置する．

b）時計方向回転と反時計方向回転（図 1-8）

　移行帯が V_3 誘導より右側の V_1，V_2 誘導に位置する時は**反時計方向回転**（counterclockwise rotation），移行帯が V_4 誘導より左側の V_5，V_6 誘導に位置する時は**時計方向回転**（clockwise rotation）と呼ぶ（これは心臓を足側から見た時に V_3 より V_1，V_2 は反時計方向に位置することに由来する）．

　健常人でも太った人では心臓は横（水平位）になって左軸偏位および時計方向回転を，痩せた体型の人では心臓は垂直になって右軸偏位および反時計方向回転を示しやすい．しかし，著明な時計方向回転は拡張型心筋症などの左室拡大例で認められる．

心電図の基礎 1

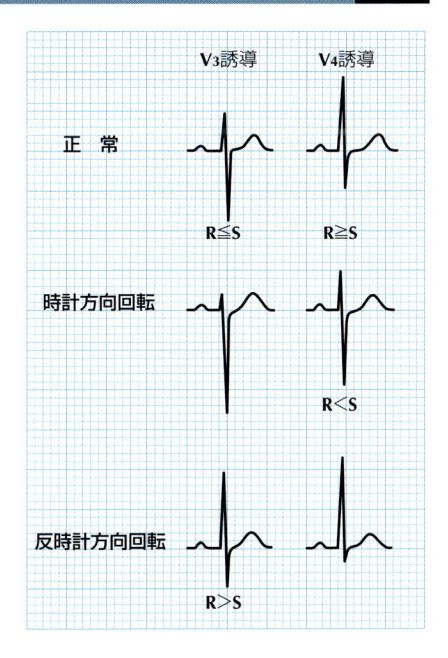

図 1-8 時計方向回転と反時計方向回転

■回転の診断基準
　V₄ 誘導で R 波高＜S 波高
　　　　⇒時計方向回転

　V₃ 誘導で R 波高＞S 波高
　　　　⇒反時計方向回転

I. 心電図の基礎知識

E 心電図記録の実際―検査技師のために

1. 被検者の準備と記録前チェック

1. 上半身のみ裸でベッド上に仰臥位になってもらう．足首が出るように靴下は脱ぐか下ろし（ストッキングは脱ぐ），ズボンの裾は捲ってもらう．
2. 時計は外してもらう．ブレスレットは外さずに電極が触れないようにすれば記録できるが，冬場は静電気のためにノイズの原因になりやすい．なお時計やブレスレットの忘れ物に注意する．
3. カルテにて病名と以前の心電図をチェックする．準備しながら数分間寝ているだけの非侵襲的検査であることを説明し，最近の症状についても簡単に聴取する．
4. 被検者の心電図であることを明確にするため，必ず氏名と年齢を心電計に入力（または記録用紙に記入）する．

2. 電極の装着

1. 肢誘導ではハサミ型電極，胸部誘導では吸盤型電極が一般的である．肢誘導ではペーストを電極面と皮膚の両方に塗布し，電極面を手足首の内側にして装着する．胸部誘導ではペーストを胸部の定められた位置に電極の範囲だけ塗布して装着する．

   使い捨てのシール型電極の場合には直接電極を装着し，汗や皮脂が多い時はアルコール綿で拭いておく．

■電極装着のポイント
1) 肢誘導のハサミ型電極ではペーストを少し多めに電極面のみに塗布して装着する方が簡単である．ただしノイズが多い時は電極面と皮膚の両方に塗布する．
2) 胸部誘導では電極の位置が数 cm ずれるだけで電位などが大きく異なるため，正確な位置に置くことが重要である（特に経過観察する際）．
3) 胸部誘導では隣接する電極がペーストで短絡しないように注意する．
4) 極度に痩せた人は吸盤型電極が装着しにくいが，ペースト量を多めにした上でコードのねじれを直してから付けるとよい．シール型電極に代えるのもよい．胸毛の多い人もペースト量を多めにする．
5) 吸盤型電極がペーストを十分付けても外れる時は吸盤に穴が空いている可能性がある．

心電図の基礎 1

6) 心電計のモジュールはアームに固定されたものが多いが，そうでない時は被検者の横では落とす危険があるので脇の下に置く．

2. 最初に肢誘導の右足電極を装着してから，残りの肢誘導，胸部誘導を装着する．右足の接地用電極には被検者に漏電流が流れないように保護用ヒューズなどが挿入されているので，安全のために右足から装着する．

■電極の色
　現在はIEC国際規格により下記のように決められている．
　胸部誘導：V_1―赤，V_2―黄色，V_3―緑，V_4―茶，V_5―黒，V_6―紫
　肢誘導：右手―赤，左手―黄色，左足―緑，右足―黒
　電極コードにV_1，V_2などと記載されているが，電極の色を覚えておくとスムーズに付け間違いなく装着できる．胸部誘導の暗記用語呂合わせに"あきみちゃん""あきみちくん"や"せきぐちくん"がある．

3. 心電図記録
　1. モニターの画面でノイズ（**筋電図**や**交流障害**）が少ないことを確認する．

■ノイズの対処法
1) 検査室が寒いと震えによる筋電図の混入が起き，暑すぎると汗により電極の装着不良になりやすい．検査室の室温は常に20～25℃に調節する．
2) 緊張していると筋電図の混入が起きる．被検者に力を抜いて楽にしてもらうが，準備しながら雑談するのもリラックスさせる方法になる．
3) パーキンソン病など手足の振戦がある例では肢誘導を上腕部や大腿部に装着するとよい．
4) アース不良も交流障害をきたす．現在の心電計は電源とアースが一体の三線式プラグで電源を差し込むだけで簡単にアースをとれる．
5) 被検者の手足がベッドの金属部分に接触すると交流障害を起こすことがある．ストレッチャーや病棟のベッドで記録する時は要注意である．
6) 近くのクーラーなどの電気機器は交流障害の原因になる．ノイズが多い時は電源を切るだけでなくプラグも抜く．
7) 上記の対処でもノイズが多い時はハムフィルターを用いることになるが，心電図波形を多少減衰させ，ST変化を過小評価しうるので，なるべくなら用いない．

I. 心電図の基礎知識

2. 一般に心電図は 1mV＝10mm, 25mm/秒で記録するが, QRS 波形が振り切れる場合は 1mV＝10mm で記録した後に 1mV＝5mm の記録を追加する。
3. オート記録ではモニターを見て基線が安定したところでスタートボタンを押すと, 数秒して指定された形式の心電図が記録される。
   マニュアル記録では基線が安定したところで 3 誘導または 6 誘導毎に肢誘導→胸部誘導（I, II, III→aV_R, aV_L, aV_F→V_1, V_2, V_3→V_4, V_5, V_6）の順で記録する。1mV の校正波形は自動で入るものが多いが, 手動の場合は T 波と P 波の間の基線上にきれいに入れる。
4. 期外収縮など不整脈を認める際は, P 波のよく見える II 誘導や V_1 誘導を含む 3 誘導をマニュアル記録で追加する。

4. 記録後に行うこと

1. 記録終了後, 電極を外す前に電極の付け間違いや記録漏れのないことを必ず確認する。
2. 検査終了を伝えて電極をすべて外し, 皮膚に残ったペーストを拭き取る。電極は装着時と逆の順序で外して適切な収納位置に戻すと, 次の記録の際にコードが絡まず記録できる。
3. 心電図にて心筋梗塞急性期や不安定狭心症を示唆する ST 上昇や深い陰性 T 波, さらに心室頻拍や Mobitz 2 型・完全房室ブロックを認めた時にはすぐに担当の医師をコールする。ST-T 変化については以前の心電図と比較し, 迷う時はドクターコールする。
4. その日の検査終了後, 電極はぬるま湯にしばらく浸した後に水洗いし, 乾燥させる。ペーストのこびりつきは歯ブラシなどで軽く擦って汚れを落とす。

■電極の付け間違い
1) 電極付け間違いの中では右手と左手の電極を付け間違うことが多い. 肢誘導で右手と左手の電極を付け間違うと, 肢誘導 I, aV_L で P 波, QRS 波, T 波ともすべて逆転する（例 1-4）.
2) 胸部誘導では R 波は V_1 から V_4 に向って次第に高くなり, S 波は V_3 から V_6 に向って次第に浅くなる. V_4 と V_5 を逆に装着すると, S 波は急に浅くなって深くなる.

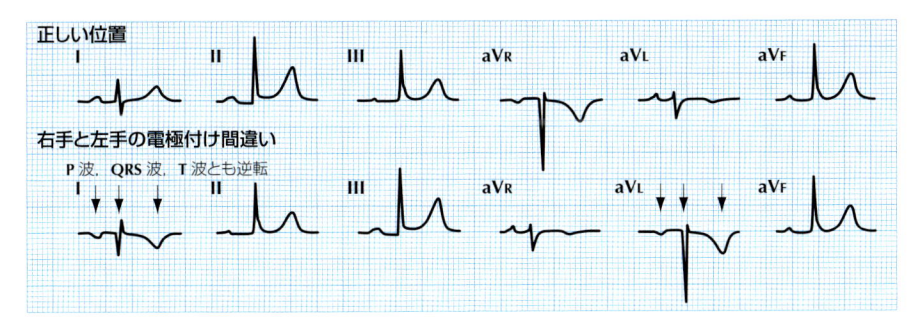

例 1-4　右手と左手の電極付け間違い
下段のように I, aV_L 誘導では P 波, QRS 波, T 波ともすべて逆転する.

I. 心電図の基礎知識

2 正常の心電図波形と異常所見

A 心電図の見方

心電図を診断する際は，異常所見を見落とさないために，いつも決めた順序で系統的にチェックするのがよい。まず心電図全体を眺めた上で，以下の8項目を順番にチェックしていく。

1. 心拍数
2. P波
3. PQ間隔
4. QRS幅
5. QRS波
6. ST部分およびT波
7. QT間隔
8. U波

B 心拍数（Heart Rate）

1. 心拍数の計測

心電図を記録すると心拍数は自動で計測されるが，QRS波が著しく低電位の時などは正しく計測されないこともある。心電図を読む際は表示された心拍数のみを見るのでなく，実際の心電図からおよその心拍数を瞬時に把握できる必要がある。

心拍数を簡単に計測するには，まず心電図の太線上にのっているQRS波を探し，そして次のQRS波がくるのは太線の何本目かを見ることで心拍数がわかる。例2-1に示すように，300÷〇本目として計算でき，次のQRS波がすぐ次の太線上ならば心拍数は300/分，2本目なら150/分，3本目なら100/分，4本目なら75/分，5本目なら60/分，6本目なら50/分になる。

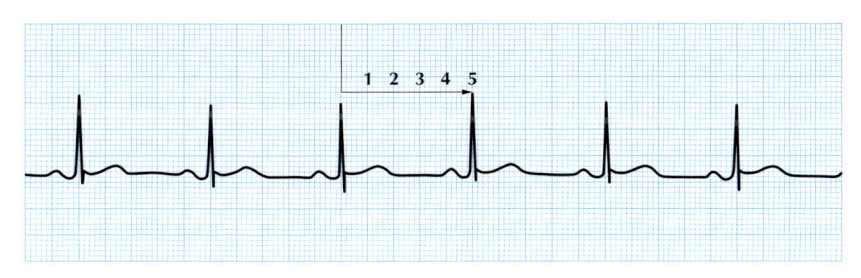

例 2-1　心拍数の計測
5本目の太線上に次のQRS波がくるので，300÷5本目として心拍数はおよそ60/分となる．

2. 洞調律（sinus rhythm）

　正常では自動能の最も高い洞房結節がペースメーカーとして心拍数をコントロールしており，これを**洞調律**という。洞調律の心拍数には交感神経と副交感神経の両者が関与し，正常の心拍数は60～100/分である。洞調律が続く限りはP波もQRS波も同一の波形が続き，P波とP波の間隔（P-P間隔）およびR波とR波の間隔（R-R間隔）も呼吸に伴って多少の変動を認めるがほぼ一定となる。

a）洞性頻脈（sinus tachycardia）

　洞調律の心拍数が100/分より多い時は**洞性頻脈**といい，健常者でも運動時は洞性頻脈となる。安静時の洞性頻脈の多くは発熱，痛みや緊張などのためで，それらを取り除けば心拍数は減少する。そのような原因がない時は**甲状腺機能亢進症**（hyperthyroidism）を疑う。

b）洞性徐脈（sinus bradycardia）

　心拍数が60/分未満の時，**洞性徐脈**という。健常者でも若年者（特にスポーツマン）は軽度の洞性徐脈のことが多く，50/分未満を有意な洞性徐脈とすることも多い。高度の洞性徐脈は洞不全症候群（sick sinus syndrome：SSS）やβ遮断薬服用例に認め，甲状腺機能低下症（hypothyroidism）も洞性徐脈の原因になる。

I. 心電図の基礎知識

> ■洞調律と心拍数
> 　洞調律の心拍数 60～100/分
> 　　　　⇒正常の洞調律
> 　洞調律の心拍数＞100/分
> 　　　　⇒洞性頻脈（sinus tachycardia）
> 　洞調律の心拍数＜60/分
> 　　　　⇒洞性徐脈（sinus bradycardia）

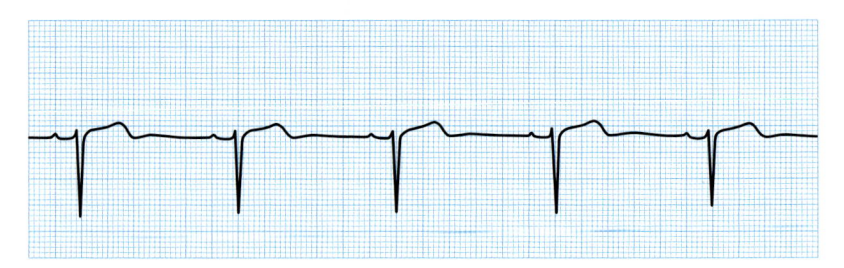

例 2-2　心拍数 50/分の洞性徐脈

C　P 波（P wave）

1. 正常のP波

　洞房結節で作られた電気的刺激は心房全体を脱分極させ，心房の脱分極が P 波を作る。P 波は心房の脱分極の過程すなわち電気的刺激が心房内を伝わる様子を表す．

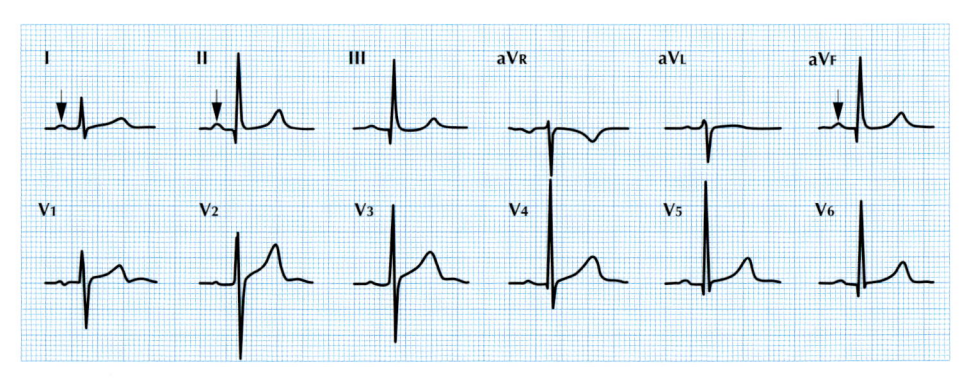

例 2-3　正常の心電図
正常では矢印のように I，II，aV_F 誘導で P 波は上向きの波形を示す．

洞調律時には洞房結節から出た刺激は心房内を房室結節に向かって左下向きに伝わるため，正常では肢誘導 I，II，aV$_F$ で P 波は上向き（陽性）波形を示す．

2. 異所性心房調律（ectopic atrial rhythm）

肢誘導 I，II，aV$_F$ で P 波が下向き（陰性）の時は心房内のいずれかの部位（多くは房室結節付近）が刺激を出している．1 拍のみなら心房性期外収縮であるが，I，II，aV$_F$ 誘導で下向きの P 波が続く時は洞房結節の代わりに心房内の別の部位が心拍をコントロールしており，**異所性心房調律**と呼ぶ．健常人でも認められ，病的意義は乏しい．

3. 心房細動（atrial fibrillation：AF）および心房粗動（atrial flutter：AFL）

a）心房細動（AF）

図 2-1 のように，心房内のいたる所で 350〜600/分の頻度で刺激を発生している状態で，P 波は形を示さず基線が不規則に揺れるような細動波となる．心電図上 P 波を認めず，基線が不規則に揺れる**細動波（f 波）**のみを認める時，心房細動（AF）と診断する．なお f 波を確診するには胸部 V$_1$ 誘導がよい．

伝導速度の遅い房室結節は心房からの刺激を心室へ不規則にしか伝えられず，QRS 波のリズムはまったく不規則（R-R 間隔が不整）となる．QRS 波のリズムが不規則であることが診断のポイントとなるが，ジギタリス剤や β 遮断薬など房室伝導を抑制する薬を服用していない例では 100/分以上に QRS 波の頻度が速いことが多く（rapid ventricular response），規則的な頻脈に見えやすい．

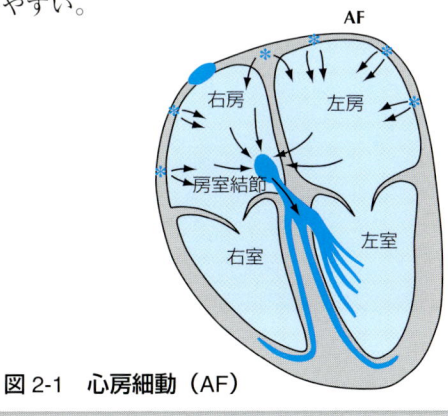

図 2-1　心房細動（AF）

I. 心電図の基礎知識

■P 波の波形による調律の診断
　肢誘導 I, II, aV_F で P 波が上向き（陽性）波形
　　　⇒正常の洞調律
　肢誘導 I, II, aV_F で P 波が下向き（陰性）波形
　　　⇒異所性心房調律（ectopic atrial rhythm）
　P 波がなく細動波（f 波）のみ
　　　⇒心房細動（AF）
　肢誘導 II, III, aV_F で鋸歯状の粗動波（F 波）
　　　⇒心房粗動（AFL）

細動波（f 波）

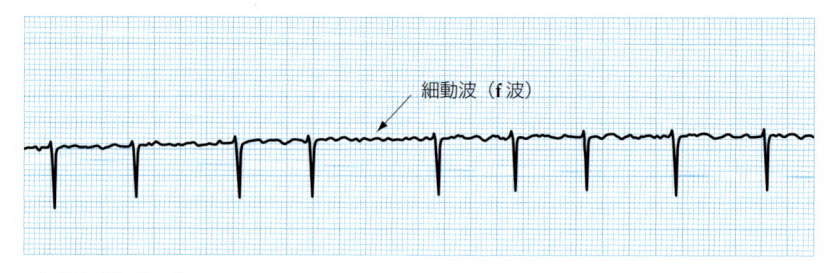

例 2-4　心房細動（AF）
P 波の代わりに基線が揺れているような細動波（f 波）を認め，QRS 波のリズムはまったく不規則である．

　AF の約 10％は基礎心疾患のない lone AF だが，弁膜症，高血圧，心筋梗塞や心筋症など基礎心疾患例や甲状腺機能亢進症では高頻度に認められる．最初は発作的に起こる**発作性心房細動**（paroxysmal AF：PAF）であるが，時間経過および左房拡大とともに持続するようになる．AF で最も問題になるのが左房内の血栓形成であり，脳塞栓など塞栓症の原因となる．日本では AF，AFL の代わりに心房細動を Af，心房粗動を AF と略すことも多い．

■甲状腺機能亢進症
　40％の例では安静時や睡眠時にも洞性頻脈を示し，20％の例では AF を併発する．特に AF において，心拍数が速く，心拍数のコントロールが困難な例では甲状腺機能亢進症を疑う．甲状腺機能亢進症の他の心電図所見として，QRS 波は高電位になるとともに ST 低下や T 波平坦化といった非特異的 ST-T 変化をきたすことが多い．

b）心房粗動（AFL）

図2-2のように，右房内の大きな刺激の旋回運動により約300/分で刺激を発生している状態で，P波の代わりに肢誘導 II, III, aVF で下向きの鋸歯状の**粗動波（F波）**を示す。

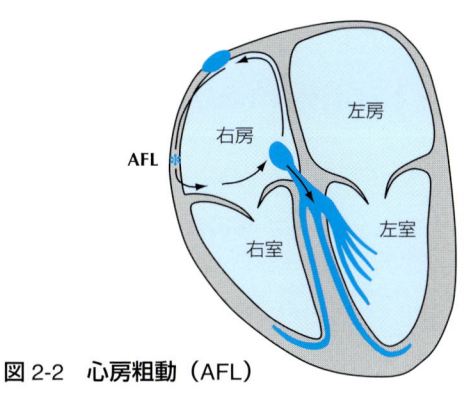

房室結節は心房からの刺激を心室に 2:1 または 4:1 にしか伝えられず，ジギタリス剤など房室伝導を抑制する薬を服用していない例では心室へ 2:1 に伝導して心拍数 150/分の規則的な頻脈となることが多い。QRS 波 1 つに対し 2 つの F 波が QRS 波と T 波に各々重なると F 波を同定しにくいが，心拍数 150/分の規則的な頻脈の心電図を見たら必ず 2:1 伝導の AFL を考える。

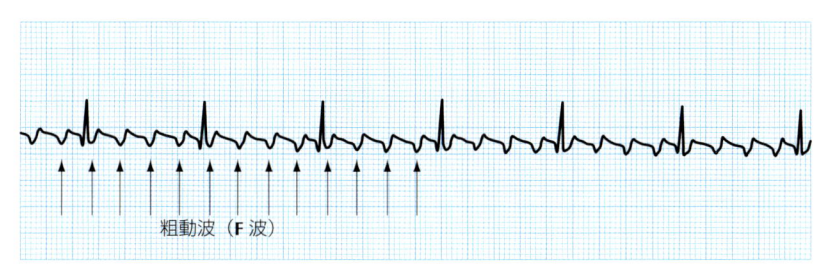

図 2-2　心房粗動（AFL）

例 2-5　4：1 伝導の心房粗動（AFL）
270/分の鋸歯状の F 波を認める．

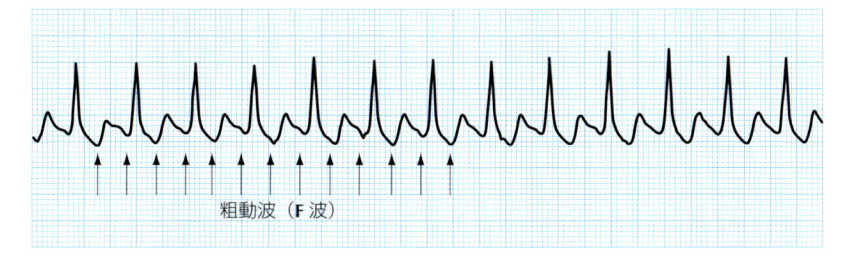

例 2-6　2：1 伝導の AFL
QRS 波 1 つに対して 2 つの F 波が QRS 波と T 波に各々重なっている．

I. 心電図の基礎知識

AFと同様，最初は発作的に起こって発作性心房粗動と呼び，時間経過および左房拡大とともに持続する。健常者には稀で，心筋梗塞，弁膜症や心筋症など基礎心疾患を有する例や呼吸器疾患例に多く認められる。

4. 心房負荷（atrial overload）（図2-3）

P波の前半部分は右房の脱分極，後半部分は左房の脱分極を主に反映している。そのため，右房負荷はP波の前半部分に，左房負荷は後半部分に変化をきたす。

a）左房負荷（left atrial overload：LA overload）

左房負荷に伴い，肢誘導IIでP波は幅広く結節性［P波幅≧0.12秒（3mm）］になる。ただ左房負荷より左房の伝導障害を反映することが多いため，必ずしも左房負荷を意味しない。以前は**僧帽性P波（P-mitrale）**と呼ばれ，僧帽弁狭窄症（MS）に特徴的とされていた。しかし高血圧，心筋梗塞や心筋症例などに見られることが多い。

より信頼性のある所見として，左房負荷では胸部誘導V_1のP波は二相性かつ後半の下向き（陰性）部分が幅広く大きくなる。P波の陰性部分の面積が1mm^{2}以上もしくは幅が0.06秒（1.5mm）以上の時に左房負荷とする。

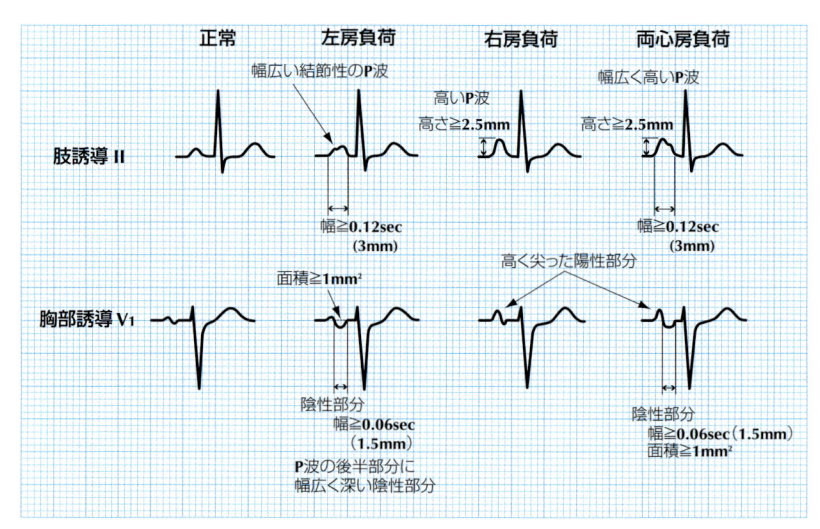

図2-3　心房負荷の心電図所見

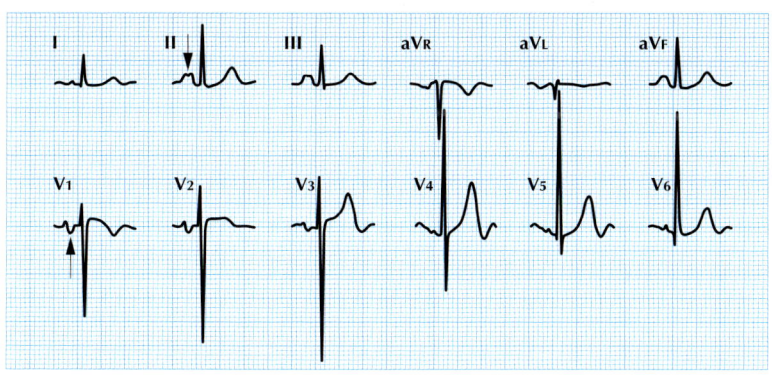

例2-7 左房負荷（僧帽弁狭窄症例）
矢印のように肢誘導ⅡのP波は幅広く，V₁誘導のP波は面積≧1mm²の陰性部分を示している．

b) 右房負荷（right atrial overload：RA overload）

右房負荷に伴い，肢誘導Ⅱでは高く尖ったP波（高さ≧2.5mm）になる．胸部誘導V₁ではP波は前半の上向き（陽性）部分が高く尖る．成人で右房負荷をきたす多くは慢性閉塞性肺疾患（COPD）であり，**肺性P波（P-pulmonale）**と呼ばれる．

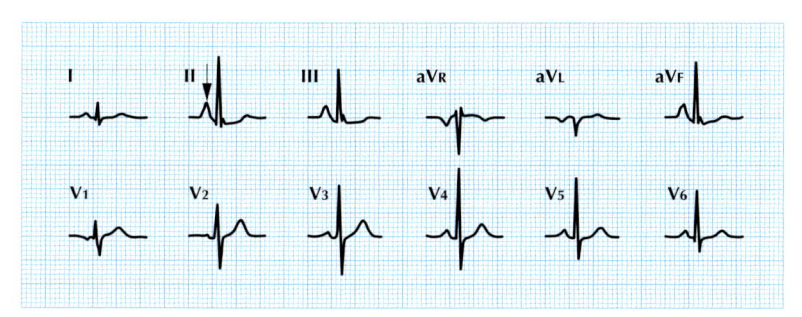

例2-8 右房負荷（慢性閉塞性肺疾患例）
矢印のように肢誘導Ⅱにて2.5mm以上の高いP波を示す．

c) 両心房負荷（biatrial overload）

両心房負荷では肢誘導ⅡのP波は幅広く結節性［P波幅≧0.12秒（3mm）］になるだけでなく，前半部分がより高く（≧2.5mm）なる．胸部誘導V1ではP波は高く尖った上向き（陽性）の前半部分に続き，下向き（陰性）の後半部分は幅広く大きくなる［陰性部分の面積≧1mm²または幅≧0.06秒（1.5mm）］．

I. 心電図の基礎知識

■心房負荷の診断基準
1) 肢誘導 II で P 波幅≧0.12 秒（3mm）
2) 胸部誘導 V₁ にて
   P 波陰性部分の面積≧1mm² または幅≧0.06 秒（1.5mm）
   1) もしくは 2) ⇒**左房負荷**（LA overload）

肢誘導 II で P 波の高さ≧2.5mm
   ⇒**右房負荷**（RA overload）

1) 肢誘導 II で P 波の幅≧0.12 秒（3mm）かつ高さ≧2.5mm
2) 胸部誘導 V₁ で高く尖った陽性部分に続いて
   P 波陰性部分の面積≧1mm² または幅≧0.06 秒（1.5mm）
   1) もしくは 2) ⇒**両心房負荷**（biatrial overload）

D　PQ 間隔（PQ interval）

1. 正常の PQ 間隔

　図 1-2 に示したように，P 波の始まりから QRS 波の始まりまでの時間として計測する。心房から心室まで刺激が伝わるのに要する時間を意味し，多くは伝導速度の遅い房室結節内を伝わる時間を反映している。正常では 0.12～0.20 秒（3～5mm）である。

2. 1 度房室ブロック（first degree AV block）

　心房から心室への伝導が障害され，心房から房室結節を通って心室へ伝わるのに正常より長い時間を要する時すなわち PQ 間隔が 0.20 秒（5mm）を超える時に **1 度房室ブロック**という。

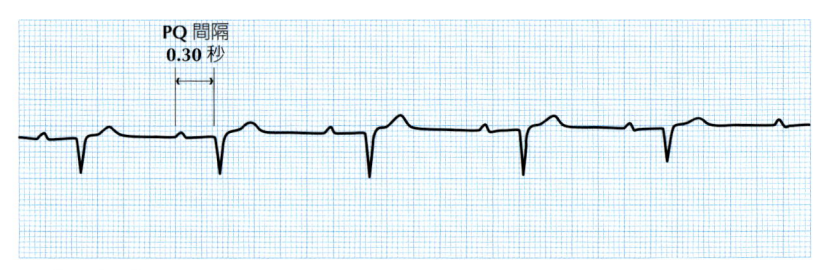

例 2-9　**1 度房室ブロック**

正常の心電図波形と異常所見

健常者（特に若年者と高齢者）でも数%に認められるが，PQ 間隔が 0.24 秒以上は病的である。ジギタリス剤など房室伝導を抑制する薬や β 遮断薬を服用する例では高頻度に認められる。

■PQ 間隔の診断基準
PQ 間隔 0.12 秒〜0.20 秒（5mm）
　　　⇒正常の PQ 間隔
PQ 間隔＞0.20 秒（5mm）
　　　⇒1 度房室ブロック
PQ 間隔＜0.12 秒（3mm）かつ Δ 波を伴う幅広い QRS 波
　　　⇒WPW 症候群

3. WPW 症候群（Wolff-Parkinson-White Syndrome）

a）デルタ波

PQ 間隔が 0.12 秒（3mm）未満は心房と心室の間に通常の刺激伝導系以外に，より速く刺激を伝えうる副伝導路の存在が疑われる。

WPW 症候群では，房室結節以外に心房と心室の間を結ぶ異常な筋線維束の**副伝導路**が存在する（図 2-4）。副伝導路の多くは左室自由壁（50%）に存在するが，心室中隔後部（25%），右室自由壁（20%），心室中隔前部（5%）にも存在しうる。心房から心室へは副伝導路を通って速く刺激が伝えられ，心電図では特徴的な**デルタ波（Δ 波）**と短縮した PQ 間隔を示す。

WPW 症候群のほとんどは基礎心疾患のない例であるが，エプスタイン奇形は WPW 症候群を多く合併し，複数の副伝導路を有することも多い。

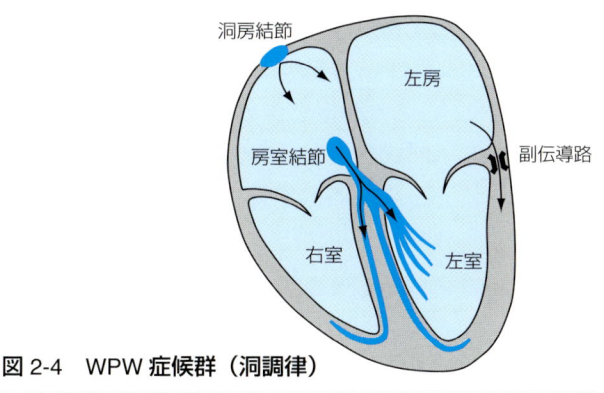

図 2-4　WPW 症候群（洞調律）

I. 心電図の基礎知識

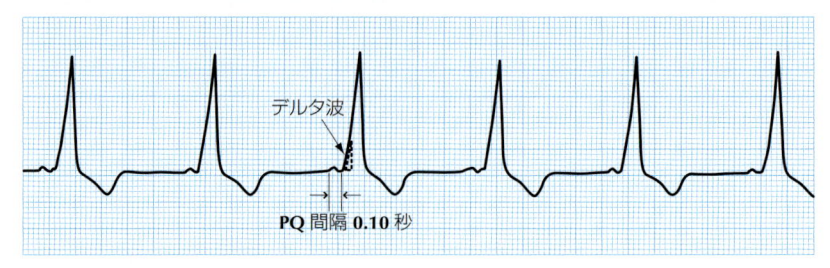

例 2-10　WPW 症候群（洞調律）
QRS 波はデルタ波で始まる幅広い波形を示し，PQ 間隔も短くなる．

　Δ波の波形より副伝導路の位置をある程度推測できる．胸部誘導 V_1 で上向きの Δ 波は左室自由壁，下向きの Δ 波は右室自由壁，肢誘導 II，III，aV_F で下向きの Δ 波は心室中隔後部の副伝導路を示唆する．V_1 誘導で上向きの Δ 波を **A 型**，下向きを **B 型** と呼ぶことが多い．

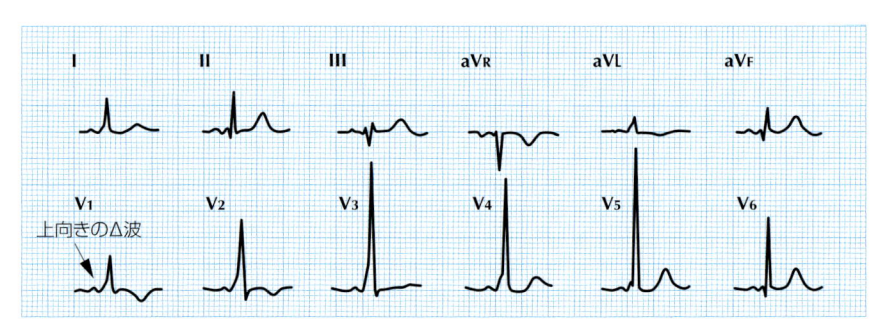

例 2-11　WPW 症候群（A 型）
V_1 誘導で上向きの Δ 波を認める

b）頻脈発作の合併

　WPW 症候群は房室結節→心室→副伝導路→心房→房室結節といった心房と心室を含めた大きな刺激の旋回運動による発作性上室性頻拍（PSVT）を起こしやすい．また心房細動（AF）を起こすと，心房から心室へ副伝導路を通って高頻度に刺激が伝えられ，300/分近い頻脈となり，ショック状態さらには心室細動に移行しうる．
　WPW 症候群では年齢とともに頻脈発作を併発し，20 歳代では 10％の例で頻脈を起こすが 60 歳以上では 40％になる．頻脈発作の 80％は PSVT，20％が AF である．

E QRS 幅（QRS width）

1. 正常の QRS 幅

　　　　QRS 波の始まりから終わりまでの時間として計測し，心室全体が脱分極するのに要する時間を意味する。最も広い QRS 波幅で計測するが，胸部誘導では肢誘導より 0.02 秒ほど幅広く計測され，正常では肢誘導で **0.10 秒（2.5mm）以下**とする。

　　　　0.12 秒（3mm）以上の幅広い QRS 波は右脚ブロックなどの心室内伝導障害が考えられる。しかし 0.10～0.12 秒のやや幅広い QRS 波は健常人の 20％に認められ，必ずしも心室内伝導障害を意味しない。

2. 右脚ブロック（right bundle branch block：RBBB）

　　　　右脚ブロックでは，左室および心室中隔の左側へは左脚を通って刺激は正常に伝わるが，右室へは右脚が通れないため左室側よりゆっくり伝わる（図 2-5）。そのため右室への伝導が遅れ，心電図では胸部 V_6 誘導に幅広い S 波ができ，V_1 誘導で M 型の QRS 波形となる（図 2-6）。右脚ブロックで QRS 幅が 0.12 秒（3mm）以上は**完全右脚ブロック（complete RBBB）**，0.10～0.12 秒は**不完全右脚ブロック（incomplete RBBB）**と呼ぶ。

　　　　右脚ブロックでは ST 部分と T 波は QRS 波と反対に向うのが正常である。すなわち V_1 誘導の ST 部分および T 波は M 型の R 波と反対に下向き（陰性）に，V_6 では幅広い S 波と反対に上向き（陽性）となる。V_1 で上向きの T 波を認めたり，V_6 で下向きの T 波を認めたら異常である。

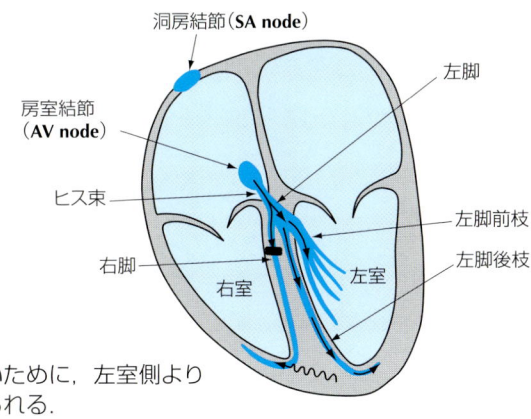

図 2-5　右脚ブロック
右室へは右脚が通れないために，左室側よりゆっくりと刺激が伝えられる．

I. 心電図の基礎知識

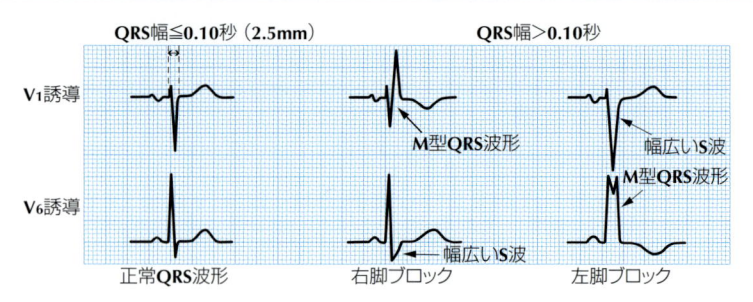

図 2-6　右脚ブロックと左脚ブロックの QRS 波形

　心筋梗塞や心筋症例では右脚ブロックをきたすことが多いが，健常人でも多く認められる．しかし 40 歳以下では心房中隔欠損症を疑う．

■右脚ブロックと左脚ブロックの診断基準
1) 胸部 V_1 誘導で M 型 QRS 波形，V_6 誘導で幅広い S 波
2) QRS 幅＞0.10 秒（2.5mm）
　　1）かつ 2）　　⇒**右脚ブロック（RBBB）**

1) 胸部 V_1 誘導で幅広い S 波，V_6 誘導で M 型 QRS 波形
2) QRS 幅＞0.10 秒（2.5mm）
　　1）かつ 2）　　⇒**左脚ブロック（LBBB）**

■右脚ブロックと異常 Q 波
　右脚ブロックでは左室への伝導は障害されず，QRS 波の最初の部分（initial vector）には変化をきたさない．そのため異常 Q 波は右脚ブロック例でも同様に出現し，異常 Q 波を用いて心筋梗塞を診断しうる．

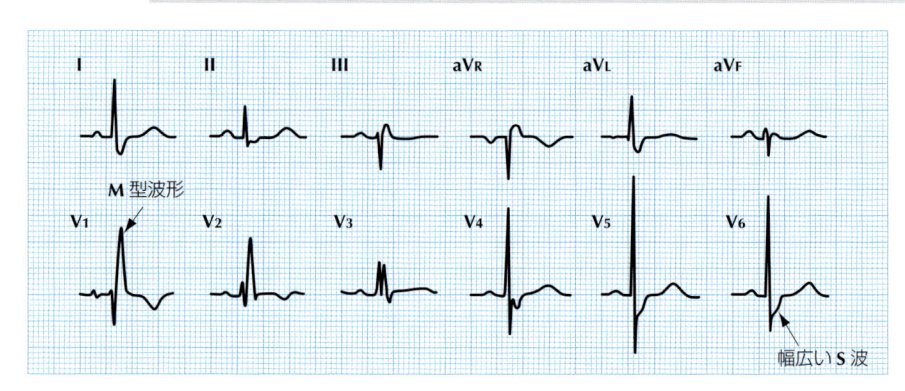

例 2-12　右脚ブロック

正常の心電図波形と異常所見 2

3. 左脚ブロック（left bundle branch block：LBBB）

　　左脚ブロックでは，左室および心室中隔の左側へは左脚が通れず，右室側よりゆっくり刺激は伝わる（図2-7）。QRS波の主な成分の左室への伝導が障害されるためにQRS波形は大きく変化し，V_1誘導で幅広いS波ができ（60%の例でQSパターン），V_6誘導ではM型のQRS波形となる（図2-6参照）。右脚ブロックと同様に，0.12秒（3mm）以上を**完全左脚ブロック（complete LBBB）**，0.10～0.12秒を**不完全左脚ブロック（incomplete LBBB）**と呼ぶ。

　　左脚ブロックでもST部分とT波はQRS波と反対に向うのが正常で，ST部分およびT波はV_1では幅広いS波と反対に上向き（陽性），V_6ではM型R波と反対に下向き（陰性）となる。V_1で下向きのT波を認めたり，V_6で上向きのT波を認めたら異常である。

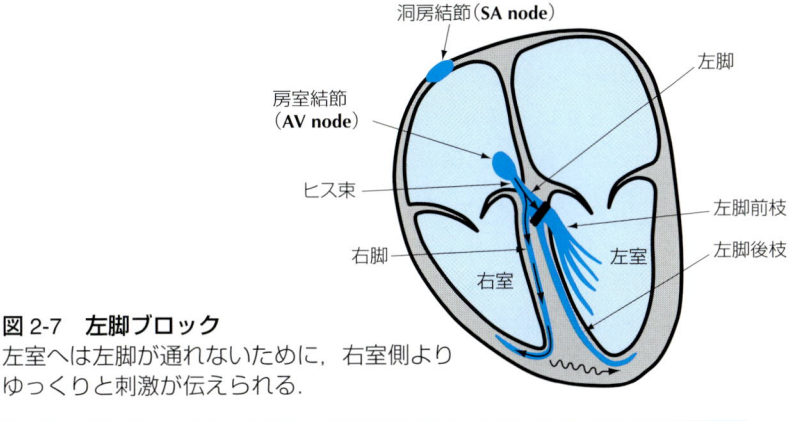

図 2-7　左脚ブロック
左室へは左脚が通れないために，右室側よりゆっくりと刺激が伝えられる．

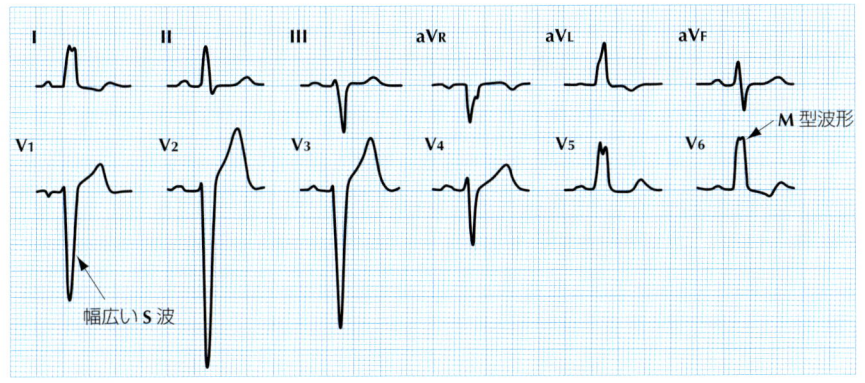

例 2-13　左脚ブロック

I. 心電図の基礎知識

右脚ブロックより頻度は少なく，心筋梗塞（特に広範な梗塞例や左室機能低下例），心筋症や大動脈弁狭窄症例で多く認められる．健常人でも認めうるが，右脚ブロックより稀である．

> **■左脚ブロックと異常 Q 波**
> 　左脚ブロックでは左室の伝導が大きく障害され，異常 Q 波から心筋梗塞を診断することは非常に難しい．
> 1） 左脚ブロックでは V_1 誘導で 60％の例では QS パターンとなり，前壁中隔梗塞との鑑別が難しい．しかし V_4 まで QS パターンならば前壁中隔梗塞を疑う．
> 2） 正常では，左脚より伝わる心室中隔の脱分極が I，aV_L，V_5，V_6 誘導に small Q 波を形成する．しかし，左脚ブロックではこれらの誘導に Q 波は形成されず，I，aV_L，V_5，V_6 に Q 波を認めれば異常である．

4．左脚前枝ブロック（left anterior hemiblock：LAHB）

　左脚前枝のみが障害されたもので，健常人にも認められるが，左室肥大例や心筋梗塞，心筋症例で多く認められる．QRS 幅は正常で，幅広くても 0.12 秒未満である．心電図上著明な左軸偏位（多くは−60°〜−90°）から診断される．他の所見として，肢誘導 I，aV_L に small Q 波を認めるが S 波を認めない．

　左脚前枝ブロックも，左室の伝導が障害され，異常 Q 波による心筋梗塞の診断が難しい．左脚前枝ブロックでは I，aV_L に Q 波が形成され，側壁梗塞と誤診されやすい．さらに胸部誘導 V_2，V_3 に small Q 波が形成されることがあり，前壁梗塞と誤診することがある．下壁梗塞では II，III，aV_F に異常 Q 波の出現を妨げる．

　左脚前枝ブロックは QRS 波の電位にも影響を与え，肢誘導では QRS 波はより高電位となって左室肥大と誤診しやすく，胸部誘導ではむしろ低電位となって左室肥大の基準を満たしにくい．

5．左脚後枝ブロック（left posterior hemiblock：LPHB）

　左脚後枝のみが障害されるものだが，後枝のみの障害は稀である．左脚前枝ブロックより稀であり，健常人にはまず見られない．多くは右脚ブロックを合併した二枝ブロックとして広範な心筋梗塞例で認める．

　心電図上 QRS 幅は正常で，著明な右軸偏位（＋120°〜＋180°）から診断される．肢誘導 II，III，aV_F では small Q 波を認めるが S 波を認めない．

■二枝ブロック（bifascicular block）
右脚と左脚の前枝または後枝が障害された時に**二枝ブロック**と呼ぶ．
1) 左脚後枝ブロックの多くは右脚ブロックを合併して二枝ブロックとなる．心電図上右脚ブロック波形（V_1 で M 型 QRS 波形，V_6 で幅広い S 波）とともに著明な右軸偏位を認めた時に右脚と左脚後枝の二枝ブロックと診断する．
2) 左脚前枝ブロックも時々右脚ブロックを合併して二枝ブロックとなる．心電図上右脚ブロック波形とともに著明な左軸偏位を認めた時に右脚と左脚前枝の二枝ブロックと診断する．

■左脚前枝ブロックと左脚後枝ブロックの診断基準
1) 著明な左軸偏位（marked LAD）
   I 誘導で R 波高＞S 波高かつ II 誘導で R 波高＜S 波高．
   aV_R 誘導で R 波高＞S 波高（−60°〜−90°）のことが多い．
2) 肢誘導 I，aV_L で small Q 波（＋）かつ S 波（−）
   1) かつ 2)　⇒**左脚前枝ブロック（LAHB）**

1) 著明な右軸偏位（marked RAD）
   aV_F 誘導で R 波高＞S 波高かつ aV_R 誘導で R 波高＞S 波高
2) 肢誘導 II，III，aV_F で small Q 波（＋）かつ S 波（−）
   1) かつ 2)　⇒**左脚後枝ブロック（LPHB）**

F　QRS 波（QRS complex）

1．QRS 波の意味

　心房を伝わった電気的刺激は房室結節，ヒス束，右脚・左脚を通った後に心室全体を脱分極し，心室の脱分極が **QRS 波** となる．QRS 波は心室の脱分極の過程すなわち電気的刺激が心室内を伝わる様子を表す．

　QRS 波の振幅（電位）は心室の心筋重量を反映し，心筋が肥大すると増高し，線維化すれば減高する．しかし胸部誘導では心筋重量だけでなく心臓と電極の距離にも左右され，V_2〜V_5 では電極が左室の直上に位置するために高電位となり，V_6 では心臓と電極の間に肺が入って低電位となりやすい．

　QRS 波において上向き（陽性）の波を **R 波** とし，R 波の前の下向き（陰性）波を **Q 波**，R 波の後の陰性波を **S 波** と呼ぶ．

I. 心電図の基礎知識

2. 左室肥大（left ventricular hypertrophy：LVH）

a）求心性肥大と遠心性肥大

左室肥大には高血圧や大動脈弁狭窄症（AS）などの左室圧負荷（LV pressure overload）に伴う**求心性肥大**と僧帽弁閉鎖不全（MR）や大動脈弁閉鎖不全（AR）などの左室容量負荷（LV volume overload）に伴う**遠心性肥大**の2つがある。

求心性肥大では主に左室壁の肥厚をきたすが，遠心性肥大では左室壁の肥厚は軽度で左室内腔の拡大（左室拡大）が主体となる。いづれの肥大でも左室心筋重量は増大するため，心電図上 QRS 波の高電位を示す。

b）左室肥大の心電図診断基準（図 2-8）

求心性肥大でも遠心性肥大でも左室心筋重量は増大するため，QRS 波の高電位（胸部右側 V_1 誘導では S 波，胸部左側 V_5，V_6 誘導では R 波の増高）を示す。左室肥大の診断には QRS 波の電位を用いた voltage criteria がいくつか提唱されているが信頼性に問題があり，心電図は主に左室肥大のスクリーニングに用いられる。左室肥大の確定診断および肥大の程度の正確な評価には心エコーが必要である。

1. **胸部誘導での** voltage criteria：胸部誘導の voltage criteria では Sokolow-Lyon の診断基準 $SV_1＋RV_5$ or $RV_6＞35mm$ が最もよく知られている。簡便で，心エコーによる肥大の程度とも相関が示されている。しかし剖検所見との比較で左室肥大の診断における特異度は 90%，感度は 50%とされる。

    胸部誘導では QRS 電位が電極と左室の距離に左右され，肥満例や女性では RV_5，RV_6 は低電位となって感度は低くなる。逆に若年者では体の電気抵抗が低いため高電位となって偽陽性が多い。40歳以下では 40mm 以上を陽性とする指摘もあるが，それでも偽陽性率は高い。40歳以下では ST-T 異常などの二次的所見を伴う時にのみ陽性とする。

    胸部誘導のもうひとつの criteria に RV_5 or $RV_6＞26mm$ がある。この基準を満たす時は $SV_1＋RV_5$ or $RV_6＞35mm$ も満たすことが多いが，右脚ブロック例で特に有用である。

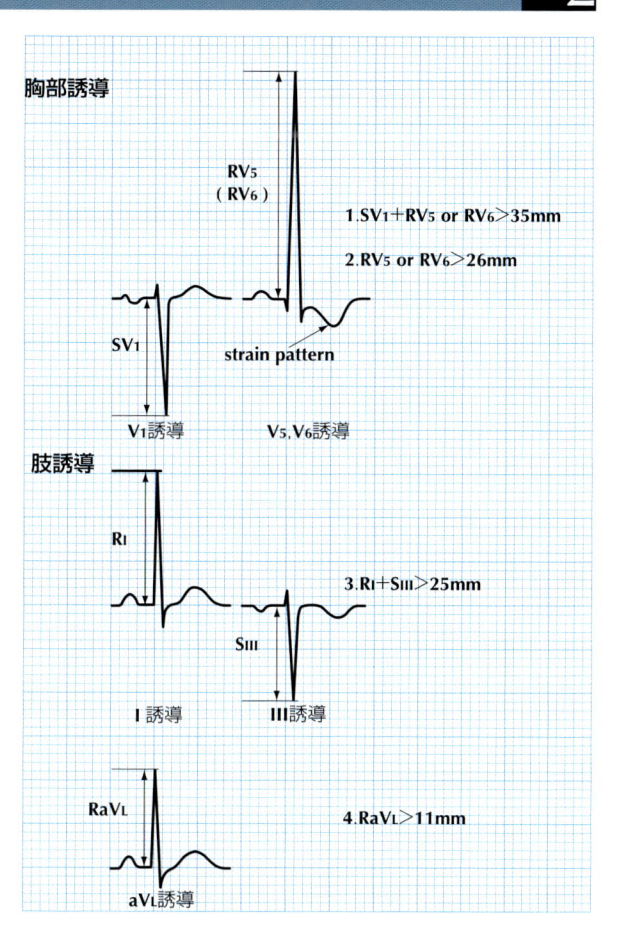

2 正常の心電図波形と異常所見

図 2-8
左室肥大の voltage criteria
1〜4 のいずれかを満たす時、心電図上左室肥大（＋）とする．

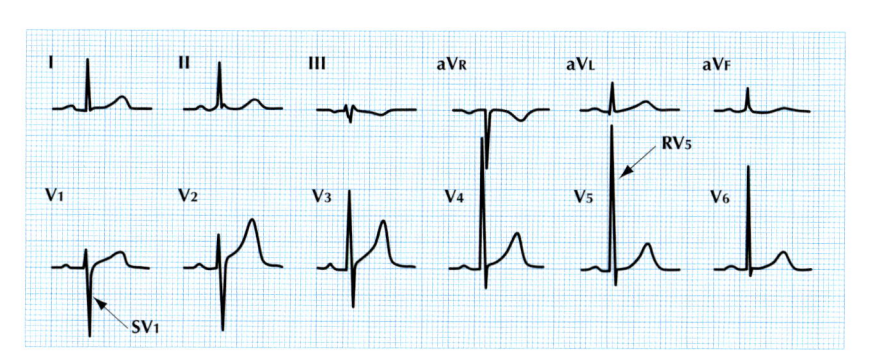

胸部誘導

RV5 (RV6)

1. SV1＋RV5 or RV6＞35mm
2. RV5 or RV6＞26mm

SV1

strain pattern

V1誘導　　V5, V6誘導

肢誘導

RI

3. RI＋SIII＞25mm

SIII

I誘導　　III誘導

RaVL

4. RaVL＞11mm

aVL誘導

例 2-14　高血圧例
心電図では SV1＋RV5＞35mm および RV5＞26mm の所見を示している．

I. 心電図の基礎知識

2. **肢誘導での** voltage criteria：肢誘導の voltage criteria では Ungerleider の診断基準 RI＋SIII＞25mm がよく用いられている。肢誘導の QRS 電位は電極と左室の距離に左右されず，左室肥大の診断における特異度は 95％と高い。しかし感度は 20％と低く，この基準を満たす時は左室肥大も高度と推測される。また RaV_L＞11mm の基準もよく用いられる。

c) 左室肥大の二次的所見

左室肥大の心電図診断では voltage criteria が中心であるが，肥大の進行に伴って **ST-T 異常**（胸部左側誘導 V_5, V_6 の ST 低下や T 波の平坦化・陰性化）や**左房負荷所見**（LA overload）といった二次的所見を示すようになる。電気軸も**左軸偏位**（LAD）を示すようになる。voltage criteria とともに二次的所見を認めれば偽陽性の可能性はより少ない。

肥大がさらに高度になると ST-T 異常は著明となり，V_5, V_6 で上方に凸型の ST 低下から陰性 T 波へ移行する**ストレインパターン**（strain pattern）と呼ばれる左室肥大に特徴的な ST-T 異常を示す。strain pattern は高度の左室肥大の存在を示唆する。

高血圧や大動脈弁狭窄症（AS）に伴う求心性肥大や肥大型心筋症（HCM）では病態の進行に伴って，strain pattern といった著明な ST-T 異常をきたすようになる。しかし僧帽弁閉鎖不全（MR）もしくは大動脈弁閉鎖不全（AR）に伴う遠心性肥大や拡張型心筋症（DCM）といった左室拡大が主体の例では strain pattern は稀であり，後述する左室拡大所見を示すようになる。

■**左室肥大の診断基準**
1) $SV_1＋RV_5$ or $RV_6＞35mm$
2) RV_5 or $RV_6＞26mm$
3) RI＋SIII＞25mm
4) $RaV_L＞11mm$
   　1)～4) のいずれか⇒**左室肥大**（LVH by voltage criteria）

▷**voltage criteria に加えて**
　ST-T 異常（ST 低下，T 波の平坦化や陰性化）を伴う
　　　　　　⇒**ST-T 異常を伴う左室肥大**（LVH with ST-T change）
　strain pattern を伴う
　　　　　　⇒**strain pattern を伴う左室肥大**（LVH with strain pattern）

正常の心電図波形と異常所見 **2**

■ポイント
1) voltage criteria だけでなく ST-T 異常さらには strain pattern といった著明な ST-T 異常を示していれば，左室肥大は高度と推測される．そのため，voltage criteria に加えて ST-T 異常（ST 低下，T 波平坦化や陰性化）を伴う時は "**ST-T 異常を伴う左室肥大**（LVH with ST-T change）" と記載し，strain pattern を伴う時は "**strain pattern を伴う左室肥大（LVH with strain pattern）**" と記載する．
2) 成人の左室肥大の原因で最も多いのが高血圧である．しかし 40 歳以下では稀であり，心電図で ST-T 異常を伴う左室肥大所見を認めた際は病的に心筋が肥大する心筋症（特に肥大型心筋症）を疑う．

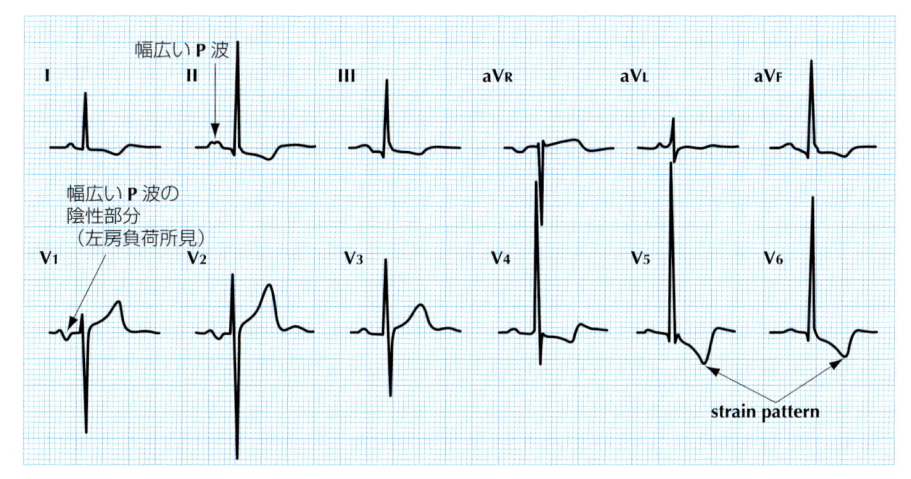

（幅広い P 波）
（幅広い P 波の陰性部分（左房負荷所見））
strain pattern

例 2-15　大動脈弁狭窄症例
胸部誘導にて左室肥大の voltage criteria を満たすとともに，strain pattern の著明な ST-T 変化と左房負荷所見を認める．

3. 左室拡大（LV dilatation）

　　僧帽弁閉鎖不全（MR）や大動脈弁閉鎖不全（AR）などの左室容量負荷に伴う遠心性肥大や拡張型心筋症（DCM）では左室内腔の拡大（左室拡大）をきたす．左室拡大に伴って左室はより V_6 誘導の電極に近づき，特徴的に V_6 の QRS 波（特に R 波）が高電位となる．左室心筋重量は増大するため，左室肥大の voltage criteria を満たすが，strain pattern といった著明な ST-T 異常は稀である．
　　左室肥大診断基準 $SV_1 + RV_5$ or $RV_6 > 35mm$ または RV_5 or $RV_6 > 26mm$ を満たすとともに，$RV_6 > RV_5$ または **QRS 波総電位（total voltage）** $V_6 > V_5$

I. 心電図の基礎知識

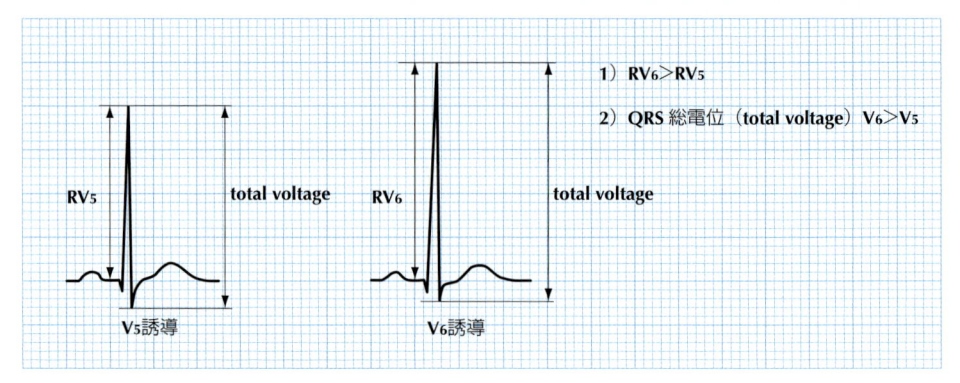

図 2-9　左室拡大の心電図診断基準
左室肥大の voltage criteria を満たし，かつ 1）または 2）のいずれかを満たす時，左室拡大と診断する．

を認める時に左室拡大と診断する（図 2-9）。しかし心電図における左室拡大の診断感度は低く，30％以下である。また心房細動例では心房の拡大に伴って時計方向回転をきたすため，偽陽性を示しやすい。

■左室拡大の診断基準
1） 左室肥大診断基準（LVH by voltage criteria）
　　SV_1+RV_5 or $RV_6>35mm$ または RV_5 or $RV_6>26mm$
2） $RV_6>RV_5$ または QRS 波総電位（total voltage）$V_6>V_5$
　　1）かつ 2）　　⇒左室拡大（LV dilatation）

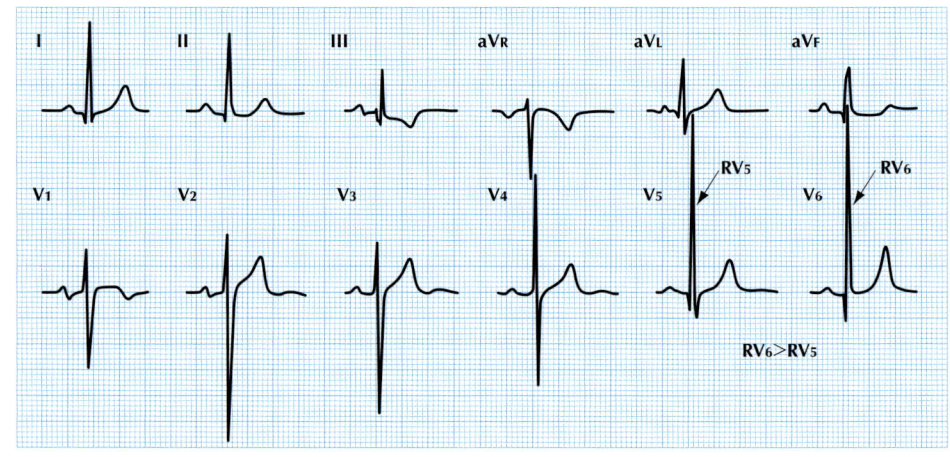

例 2-16　僧帽弁閉鎖不全に伴う左室拡大例
$RV_6>RV_5$ であるだけでなく，QRS 総電位も $V_6>V_5$ である．

4. 右室肥大（right ventricular hypertrophy：RVH）

a）右室肥大をきたす疾患

右室肥大は主に肺動脈圧上昇に伴う右室圧負荷（RV pressure overload）によって起こる。右室壁の肥厚とともに右室拡大を伴うことが多い。

右室肥大をきたすものに重症の慢性閉塞性肺疾患（COPD），慢性肺塞栓症と原発性肺高血圧症があるが，日常診療で出会う頻度は低い。右室肥大をきたす先天性心疾患の Eisenmenger 症候群や肺動脈弁狭窄症は成人では稀である。さらに QRS 電位は主に左室を反映し，左室の半分の厚さの右室は肥大が高度にならないと心電図上右室肥大所見を示さない。

b）右室肥大の心電図診断基準（図 2-10）

右室肥大でも QRS 電位を用いた voltage criteria が提唱されている。右室肥大に伴い，胸部右側誘導 V_1 で R 波が増高するとともに S 波が減高し，R/S 比が増大する。$R/SV_1>1$ を満たすとともに $RV_1>7mm$ または RV_1+SV_5 or $SV_6>11mm$ の時に右室肥大とする。しかし後壁梗塞や健常例でも満たすことがあり，偽陽性率が高い。右室肥大では V_6 の S 波が深くなり，$R/SV_6<1$ の所見も満たす時のみ右室肥大とするのがよい。

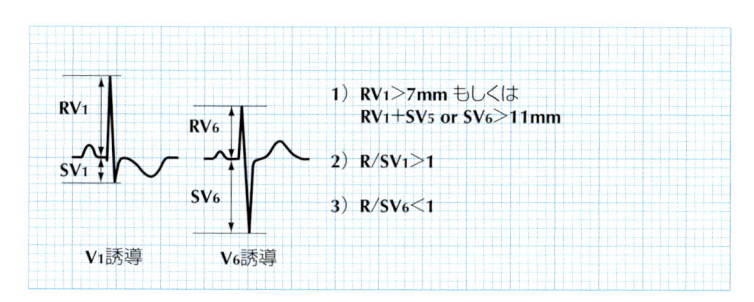

図 2-10　右室肥大の心電図診断基準
1）〜3）のすべてを満たす時，右室肥大と診断する．

c）右室肥大の二次的所見

左室肥大と同様に，右室肥大でも **ST-T 異常**や**右房負荷所見**（RA overload）といった二次的所見をきたす。ST-T 異常は右側誘導 V_1〜V_3 で ST 低下や T 波陰性化，さらに上方に凸型の ST 下降から陰性 T 波へ移行する**ストレインパターン**（strain pattern）を示す。電気軸は**右軸偏位**（RAD）になる。

I. 心電図の基礎知識

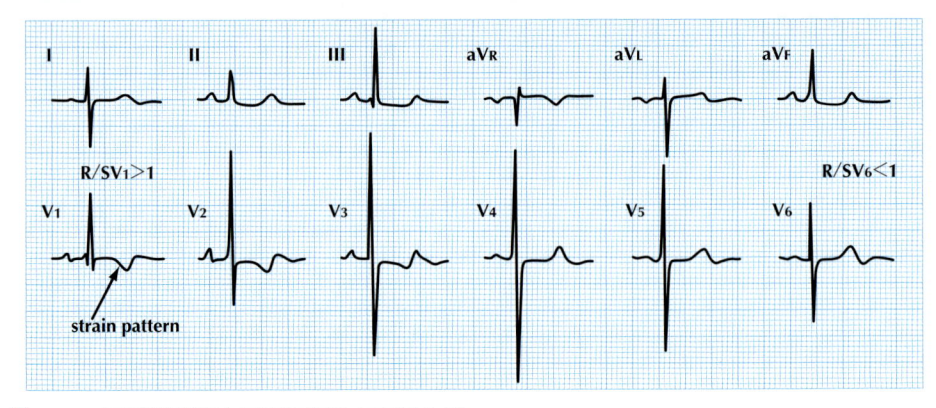

例 2-17　原発性肺高血圧症に伴う右室肥大例
V_1 では R 波高＞S 波高，V_6 でも R 波高＜S 波高である．

■右室肥大の診断基準
1) RV_1＞7mm または RV_1＋SV_5 or SV_6＞11mm
2) R/SV_1＞1
3) R/SV_6＜1
   1)〜3) のすべてを満たす⇒**右室肥大**

■心電図による右室圧の推測
　V_1 誘導の QRS 波形より右室圧を推測できる．qR 型波形は左室圧より右室圧が高く，原発性肺高血圧症で多く認められる．R 型および rR 型波形では右室圧は左室圧にほぼ等しいとされる．

5. 低電位差（low voltage）

a）低電位差を示す疾患

　QRS 波の低電位差を示す疾患として，心筋がアミロイドで置換されるアミロイドーシス，大量の心嚢液貯留（pericardial effusion），甲状腺機能低下症がよく知られている。心不全にて全身の浮腫をきたしても皮膚の電気抵抗が高まり，低電位差となりうる。肺気腫ではビア樽状肺のために電気を伝えにくく，低電位差を示しやすい。

正常の心電図波形と異常所見　2

b）低電位差の心電図診断基準（図 2-11）

　肢誘導 I，II，III のすべてで QRS 波の総電位（total voltage）が **5mm 未満**の時に低電位差とするが，健常例にも認められ，特異性に欠ける．しかし胸部全誘導において QRS 波総電位が **10mm 未満**は明らかに低電位差である．ただし著明な肥満例では胸部誘導で低電位差になりやすい．

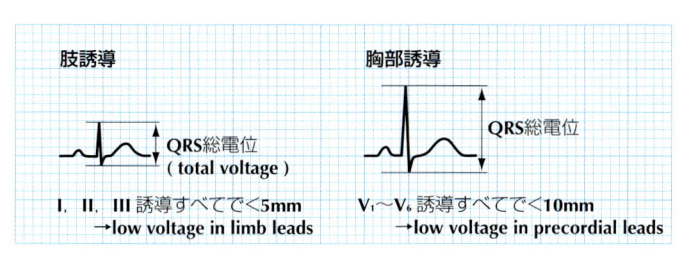

図 2-11　低電位差の診断基準

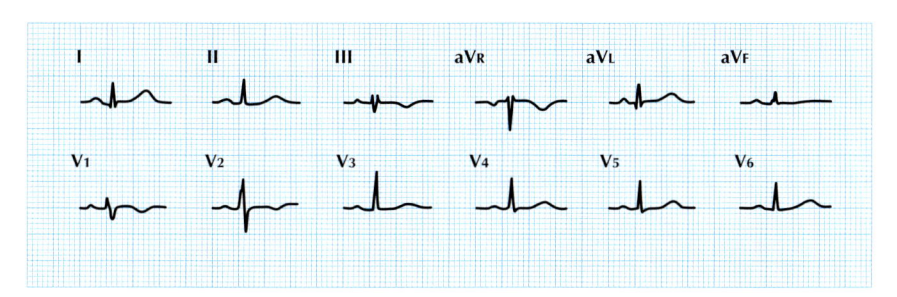

例 2-18　大量の心嚢液貯留例
肢誘導 I，II，III では QRS 波総電位＜5mm であるだけでなく，胸部の全誘導で QRS 波総電位＜10mm となっている．

■**低電位差の診断基準**
　肢誘導 I，II，III すべてで QRS 波総電位＜5mm
　　　　⇒**低電位差**（low voltage in limb leads）
　胸部全誘導で QRS 波総電位＜10mm
　　　　⇒**低電位差**（low voltage in precordial leads）

■**甲状腺機能低下症**
　心電図上洞性徐脈や低電位差を示すことはよく知られているが，その頻度は比較的低い．ときに T 波の平坦化・陰性化を示す．

I. 心電図の基礎知識

6. 異常 Q 波（abnormal Q wave）

a）異常 Q 波の診断基準（図 2-12）

　　正常でも心室中隔の脱分極を反映した幅の狭い小さい Q 波（多くは I，aV_L，V_5，V_6 誘導）を認め，**Q 波幅≧0.03 秒（0.75mm）**または Q 波の深さが **R 波高の 1/4 以上**の時，異常 Q 波とする。Q 波幅≧0.04 秒（1mm）を異常 Q 波とする基準もあるが，心筋梗塞を見逃しやすく（特に肢誘導），≧0.03 秒を異常とするのがよい。

図 2-12　異常 Q 波の基準

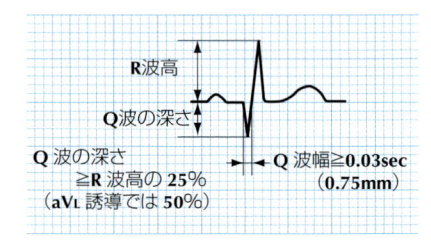

■異常 Q 波診断の注意点

1）通常 aV_R 誘導は QS 型または Qr 型の QRS 波形を示し，幅広い Q 波でも正常である．
2）III 誘導も健常人で QS 型または Qr 型波形を示すことが多く，II または aV_F 誘導に異常 Q 波がなければ異常 Q 波としない．
3）aV_L 誘導は健常人でも小さい Q 波を認め，Q 波の深さが R 波高の 1/2 以上の時のみ異常 Q 波とする．

■異常 Q 波の診断基準

1）Q 波幅≧0.03 秒（0.75mm）（aV_R 誘導を除く）
2）Q 波の深さ≧R 波高の 1/4（aV_L 誘導では 1/2）
　　1）もしくは 2）⇒**異常 Q 波（abnormal Q wave）**

---

b）異常 Q 波を示す疾患

　　心筋梗塞（MI）が異常 Q 波を示すことはよく知られ，MI の診断だけでなく梗塞領域の推定にも利用される。しかし MI 以外の疾患にも見られ，肥大型心筋症（HCM）は異常 Q 波を時々示す。痩せた体型の人や肺気腫例では心臓に異常がなくても心臓が立位となり，胸部誘導 V_1（さらには V_2）で QS パターンを時々示す。左脚ブロックでも左室の伝導が障害され，V_1（さらには V_2，V_3）で 60％の例で QS パターンを示す。左脚前枝ブロックも V_2，V_3 に qrS 型波形を示すことが多い。

正常の心電図波形と異常所見 **2**

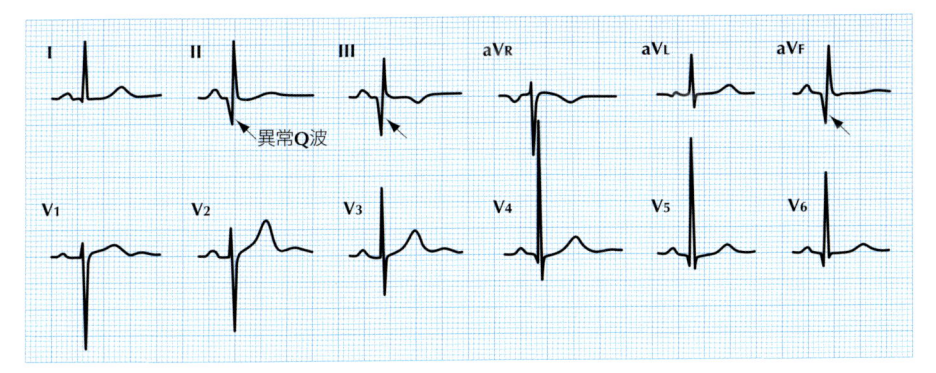

例 2-19 心筋梗塞（下壁）例
肢誘導 II, III, aVF に異常 Q 波を認める.

> **■ポイント**
> 異常 Q 波は MI 以外にも認められるが，MI の可能性が高いかが臨床上重要であり，心電図診断をする際には単に異常 Q 波（＋）と記載するのでなく，"心筋梗塞疑い（suspected MI）"や"心筋梗塞の可能性否定できず（MI cannot be ruled out）"などのコメントを書く．

G ST 部分（ST segment）と T 波（T wave）

1. 基線（baseline）

一般に T-P 部分（T 波の終わりから P 波の始まりまでの部分）を基線とし，それに対して ST 部分の低下・上昇を判断する。頻脈であったり U 波が存在して水平な T-P 部分がない時は P-Q 部分を基線とする。

正常では ST 部分は T-P 部分と同レベルにある。

2. ST 低下（ST depression）

a) ST 低下の基準 （図 2-13）

ST 低下には**水平型**（horizontal），**下降型**（downsloping）と**接合部型**（upsloping）の 3 つがある。水平型と下降型では **J 点**で **0.5mm 以上** ST 部分が低下していたら異常とする。しかし接合部型では少なくとも J 点から 0.08 秒（2mm）後でも 0.5mm 以上低下している時に異常とする。

43

I. 心電図の基礎知識

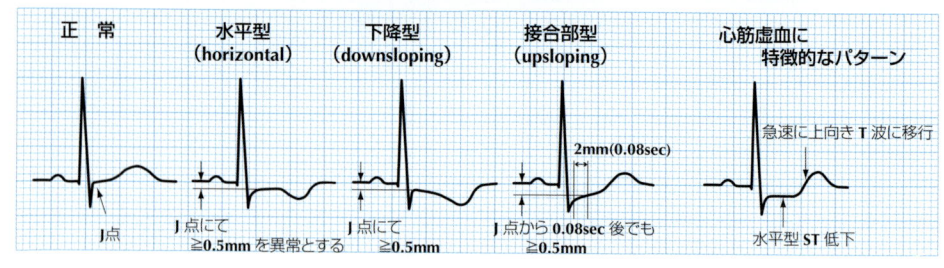

図 2-13　ST 低下の 3 つのタイプと診断基準，そして心筋虚血に特徴的なパターン
水平型 ST 低下より急速に上向きの T 波に移行するパターンが心筋虚血に特徴的である．

b) ST 低下を示す疾患

　水平型 ST 低下から急速に上向きの T 波へ移行するパターンは"**心筋虚血 (myocardial ischemia)**"に特徴的である．しかし典型的な心筋虚血パターンは少なく，狭心症は安静時には ST 低下を認めないことが多い．安静時 ST 低下は重症虚血を意味する．

　高血圧など左室圧負荷では左室肥大が進行すると voltage criteria を満たすだけでなく ST 低下を伴う．そのため voltage criteria を満たす例で ST 低下を認める際は"**ST-T 異常を伴う左室肥大 (LVH with ST-T change)**"とする．ただし voltage criteria を満たしても心筋虚血パターンの ST 低下を認めた時は心筋虚血を疑う（左室肥大を伴う高血圧例では狭心症の合併が多い）．

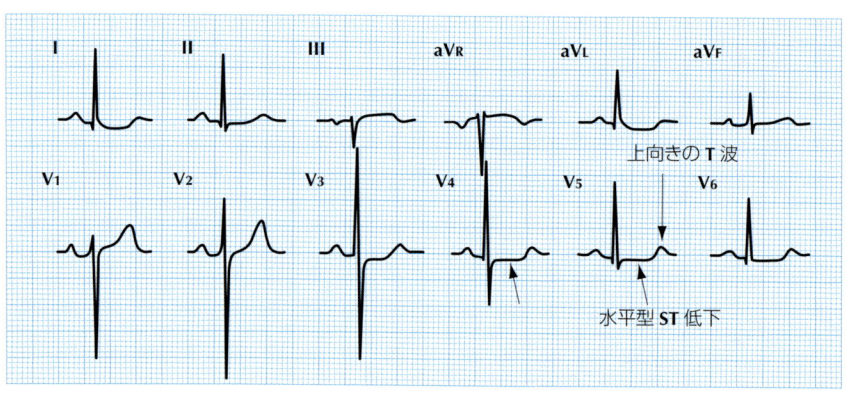

例 2-20　狭心症例
V_3～V_5 誘導に水平型 ST 低下から上向き T 波に急速に移行する"心筋虚血"のパターンを認める．

正常の心電図波形と異常所見　2

女性では心疾患がなくても軽度の ST 低下（特に接合部型）を示すことが多い．心筋虚血パターンでなく，左室肥大の voltage criteria も満たしていない時は **"非特異的 ST 変化（nonspecific ST change）"** とする．

■ポイント
　心電図診断の際には単に ST 低下（＋）と記載せず，むしろ "心筋虚血" とか "非特異的 ST 変化" とコメントする．安静時心電図から心筋虚血を診断するのは難しいが，心筋虚血パターンでなくても左室肥大所見がないのに ST 低下を示す男性では心筋虚血を疑う．

■ST 低下の診断基準
1) J 点で 0.5mm 以上の水平型または下降型 ST 低下
2) J 点から 0.08 秒（2mm）後でも 0.5mm 以上の接合部型 ST 低下
　　1) もしくは 2) ⇒ST 低下（ST depression）

▷ST 低下（＋）において
　左室肥大 voltage criteria を満たす
　　　　　⇒ST-T 異常を伴う左室肥大（LVH with ST-T change）
　水平型 ST 低下から急速に上向きの T 波へと移行
　　　　　⇒心筋虚血（myocardial ischemia）
　上記以外
　　　　　⇒非特異的 ST 変化（nonspecific ST change）

3. ST 上昇（ST elevation）

a) ST 上昇の基準（図 2-14）

健常例でも肢誘導で 1mm 未満，胸部誘導で 2mm 未満の ST 上昇を認めることが多く，**J 点にて肢誘導で 1mm 以上，胸部誘導で 2mm 以上**の水平型（horizontal）もしくは上行型（upsloping）の ST 上昇を異常とする．

b) ST 上昇を示す疾患

ST 上昇を示す疾患で最も重要なのが**心筋梗塞（MI）**である．ST 上昇は急性期を意味し，入院を要する．

鑑別すべきものに**急性心膜炎（acute pericarditis）**がある．MI の ST 上昇は T 波へ移行する ST 部分のカーブが上に凸型に対し心膜炎では凹型である．MI は ST 上昇の鏡像（mirror image）となる ST 低下を示すが，心膜炎では認めない．さらに MI では経過とともに異常 Q 波を示すが，心膜炎では認めない．

I. 心電図の基礎知識

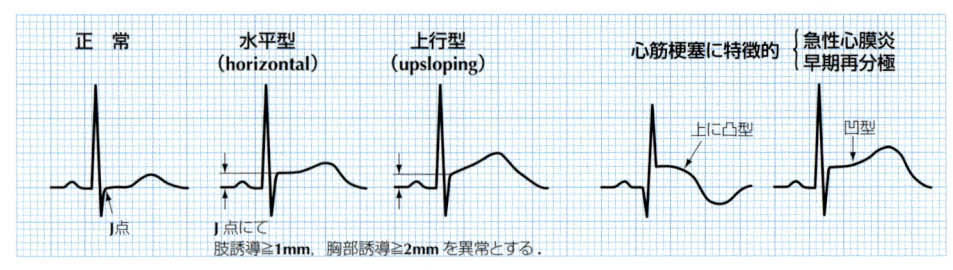

図 2-14 ST 上昇の 2 つのタイプと診断基準
心筋梗塞の ST 上昇は T 波へ移行する ST 部分のカーブが上に凸型に対し，急性心膜炎では凹型である．

健常人（特に若年男性）でも V_2〜V_5 誘導で 3mm 近くの ST 上昇を認めることがあり，**早期再分極**（early repolarization）と呼ぶ．心膜炎と同様に凹型 ST 上昇を示すが，心膜炎では aVR 誘導を除くほぼ全誘導で広範に ST 上昇を示すのに対し早期再分極では胸部誘導のみに認める．

■ポイント
心電図診断の際には単に ST 上昇（＋）と記載せず，急性心筋梗塞（AMI）の可能性を考え，"AMI" とか "早期再分極" とコメントする．AMI を見逃してはならず，疑われる場合には依頼医をコールするとともに必要に応じて心エコーで壁運動をチェックする．

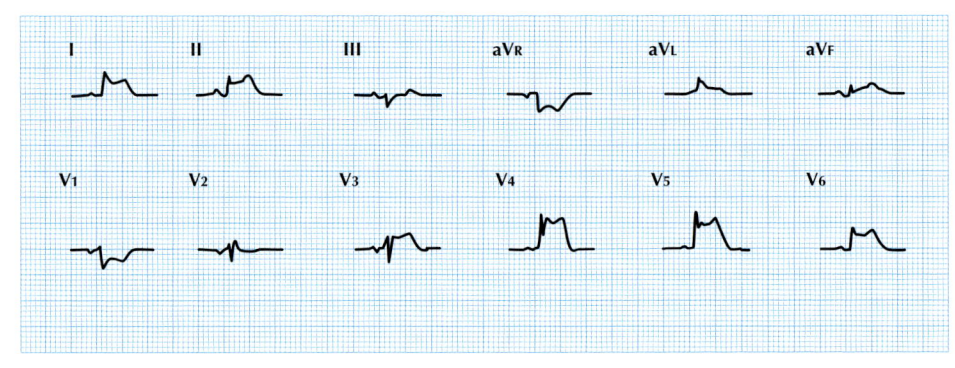

例 2-21 急性心膜炎例
肢誘導 aVR と胸部誘導 V_1 を除くほぼ全誘導で，広範に凹型の ST 上昇を認める．

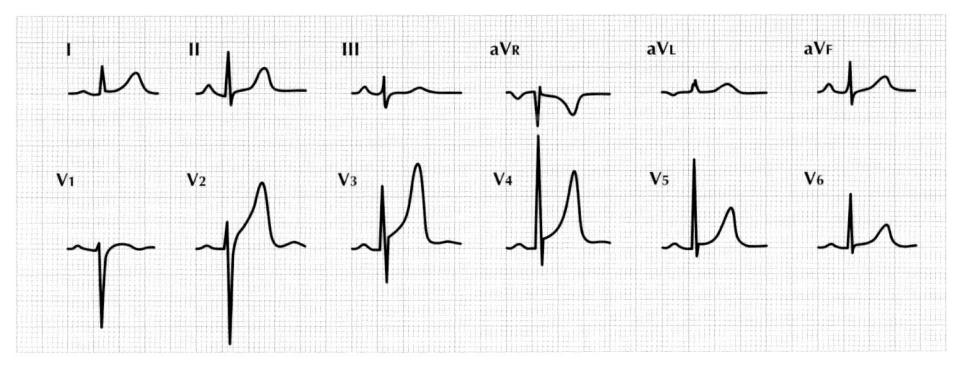

2 正常の心電図波形と異常所見

例 2-22　早期再分極（健常例）
V2〜V4 誘導にて 2mm を超す凹型の ST 上昇を認める．

■ST 上昇の診断基準

1) J 点で 2mm 以上（肢誘導では 1mm）
2) 水平型または上行型 ST 上昇
   1) かつ 2) ⇒ST 上昇（ST elevation）

▷ST 上昇（+）において
　凸型 ST 上昇および鏡像となる ST 低下，経過により異常 Q 波
　　⇒**急性心筋梗塞（AMI）**
　肢誘導および胸部誘導の凹型 ST 上昇
　　⇒**急性心膜炎**（acute pericarditis）
　胸部誘導に限局した凹型 ST 上昇
　　⇒**早期再分極**（early repolarization）

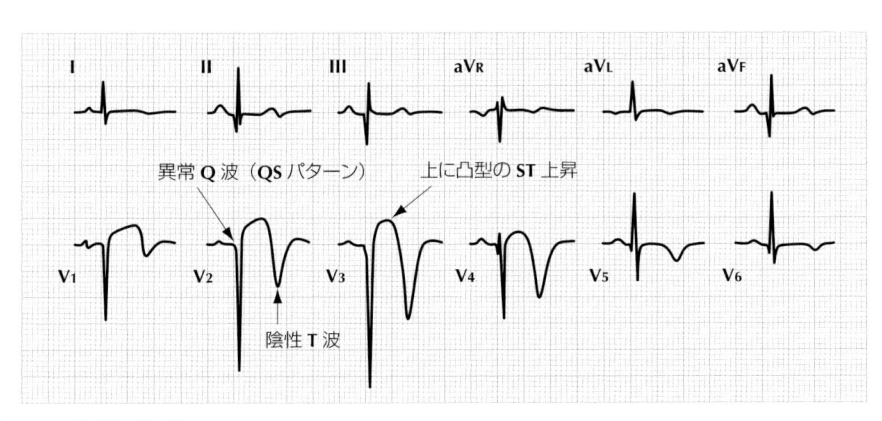

例 2-23　心筋梗塞例
V1〜V4 誘導にて異常 Q 波とともに，上に凸型の ST 上昇および陰性 T 波を認める．

I. 心電図の基礎知識

4. T波異常（図2-15）

a）正常のT波

脱分極した心室は再び静止時に戻るために再分極し，心室の再分極が**T波**となる。正常のT波は肢誘導I，IIおよび胸部誘導V_3〜V_6では上向き（陽性）だが，V_1，V_2では下向き（陰性）のことが多い。女性ではV_3まで下向きのことがある。T波高はQRS電位と相関し，QRS電位の高い誘導ではT波も高い。一般にT波高は肢誘導で5mm以下，胸部誘導で10mm以下であるが，R波高の1/10以上である。

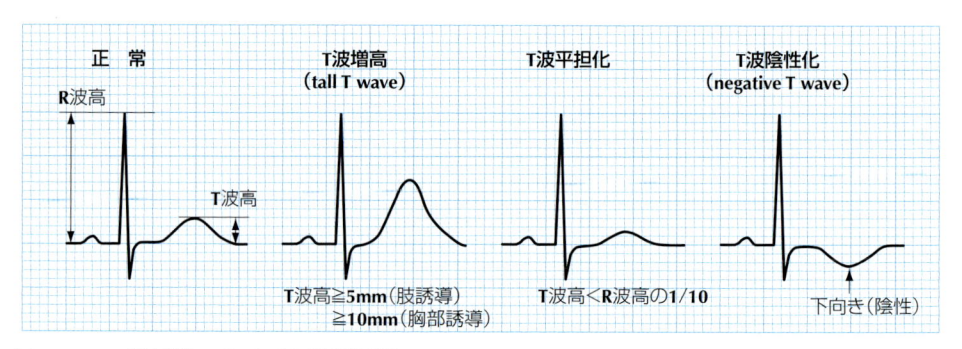

図2-15　T波異常のタイプと診断基準

b）T波増高（tall T wave）

T波高が**肢誘導で5mm以上，胸部誘導で10mm以上**の時にT波増高とする。しかし健常人（特に若年男性）でも**早期再分極（early repolarization）**のためにT波増高を認めることが多い。

急性心筋梗塞（AMI），特に発症直後はT波増高のみ認め，早期再分極によるT波増高と紛らわしいことがある。しかしAMIでは数分の違いでも心電図は刻々と変化し，心電図を2回記録することで鑑別は容易になる。さらに発症後数時間以内にST上昇を伴ってくる。

高カリウム血症（hyperkalemia）がT波増高を示すことはよく知られ，幅の狭い高く尖ったT波（テント状T波）が特徴的であり，胸部誘導V_2〜V_4に認めることが多い。

正常の心電図波形と異常所見 2

■高カリウム血症の心電図所見
　高カリウム血症の心電図所見として，テント状 T 波，QT 間隔の短縮，そして幅広い QRS 波と P 波平坦化が知られている．高カリウム血症の最も早期のサインが幅の狭い高く尖ったテント状 T 波であり，血清カリウム濃度 5.5mEq/L 以上で認められる．さらにカリウム濃度が上がると，次第に P 波は減高し，QRS 波は幅広くなる．7.5mEq/L 以上では心室細動や心停止の危険性があり，緊急処置を要する．

■T 波増高の診断基準
　肢誘導で 5mm 以上，胸部誘導で 10mm 以上の T 波
　　　⇒ **T 波増高**（tall T wave）

▷ **T 波増高（+）において**
　時間とともに T 波増高は著明になり，ST 上昇や鏡像の ST 低下も出現
　　　⇒ **急性心筋梗塞**（AMI）
　幅の狭い高く尖ったテント状 T 波
　　　⇒ **高カリウム血症**（hyperkalemia）
　胸部誘導に限局した凹型 ST 上昇に伴う T 波増高
　　　⇒ **早期再分極**（early repolarization）

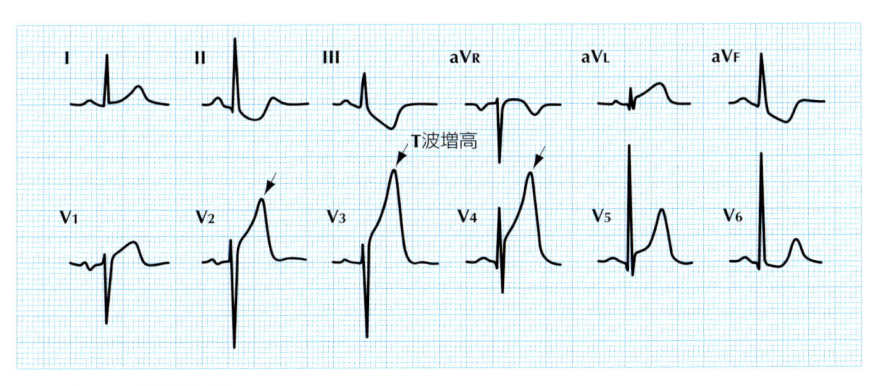

例 2-24　急性心筋梗塞例
胸部誘導 V₂〜V₄ にて著明な T 波増高および ST 上昇を認める．

c）T波の平坦化および陰性化（inverted T wave）

1. **T波平坦化・陰性化とは**：正常ではT波は肢誘導I, IIおよび胸部誘導V_3〜V_6で上向きだが，これらの誘導にてT波高がR波高の **1/10未満**（R波高が10mm以上の誘導にて）の時にT波平坦化とし，下向き（陰性）の時に陰性化とする．

2. **T波平坦化・陰性化をきたす疾患**：高血圧などの左室圧負荷では左室肥大が進行すると，左室肥大のvoltage criteriaを満たすだけでなく，ST低下やT波平坦化・陰性化を伴うようになる．voltage criteriaとともにST低下やT波平坦化・陰性化を認める際は"**ST-T異常を伴う左室肥大**（LVH with ST-T change）"とする．

   急性心筋梗塞（AMI）では，T波増高⇒ST上昇⇒異常Q波の出現に続いて，発症後12〜24時間にT波が陰性化する．ST上昇もしくは異常Q波を伴う例ではAMIの診断は比較的容易である（例2-23）．しかしAMIになりかけたり，すぐに再疎通が起こった重症の"**心筋虚血**（myocardial ischemia）"例ではST上昇や異常Q波を示さず，深い対称的な陰性T波（**冠性T波**）のみを示すことが多い．肥大型心筋症（特に心尖部型）でも冠性T波のような深い陰性T波を示す．心電図から確診はできず，心エコーにて精査する．

   女性や神経質な人では心疾患がなくても軽度のST低下やT波平坦化・陰性化を示すことが多い．くも膜下出血や脳出血といった脳血管障害でもT波陰性化をきたし，広範に陰性T波を示すとと

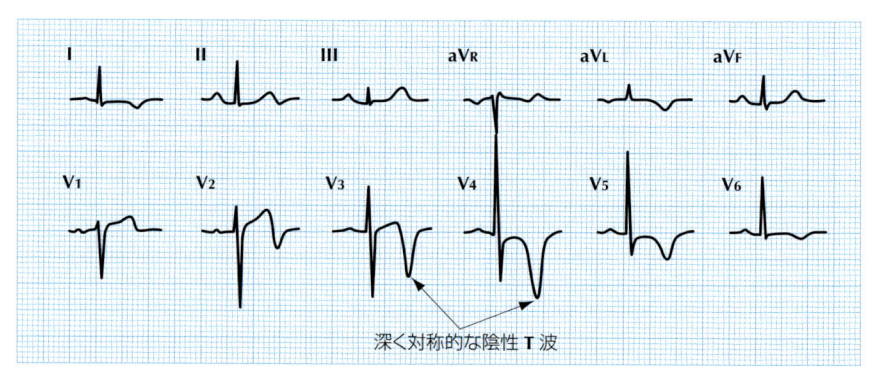

深く対称的な陰性T波

例2-25　重症心筋虚血例（左前下行枝99%狭窄）
胸部誘導V_2〜V_5にて深く対称的な陰性T波（冠性T波）を認める．

もに QT 間隔の延長を伴うことも多い。低カリウム血症も T 波平坦化や ST 低下を示す。これらの疾患を心電図で識別するのは不可能であり，心筋梗塞や冠性 T 波のパターンではなく，左室肥大の voltage criteria も満たさない時は，"**非特異的 T 波異常**（nonspecific T wave abnormality）"とする。

■ T 波平坦化・陰性化の診断基準

肢誘導 I, II および胸部誘導 V_3〜V_6 にて
　　T 波高＜R 波高の 1/10　⇒**T 波平坦化**
　　下向き（陰性）T 波　　⇒**T 波陰性化**（inverted T wave）

▷T 波平坦化・陰性化（＋）において
　左室肥大 voltage criteria を満たす
　　　　　　⇒**ST-T 異常を伴う左室肥大**（LVH with ST-T change）
　ST 上昇または異常 Q 波
　　　　　　⇒**心筋梗塞**（MI）
　深い対称的な陰性 T 波（冠性 T 波）
　　　　　　⇒**重症心筋虚血**
　上記以外
　　　　　　⇒**非特異的 T 波異常**（nonspecific T wave abnormality）

H　QT 間隔（QT interval）

1. 正常の QT 間隔

QT 間隔は QRS 波の始まりから T 波の終わりまでの時間として計測し，心室の全収縮期の時間を意味する。QT 間隔は心拍数が遅いほど長くなり，心拍数で補正した **QTc 間隔**が用いられる。QTc 間隔＝QT 間隔／$\sqrt{\text{R-R}}$ 間隔として計算され，男性では＜420msec，女性では＜430msec が正常とされる。

2. QT 延長（prolonged QT interval）

a）QT 延長の基準（図 2-16）

QTc 間隔が男性で≧420msec，女性で≧430msec の時に QT 延長とする。しかし QTc 間隔を計算するのは手間がかかるので，**QT 間隔が R-R 間隔の 1/2 より長い時**に QT 延長とする。なおこの法則は心拍数 60〜80/分のみ適応される。

I. 心電図の基礎知識

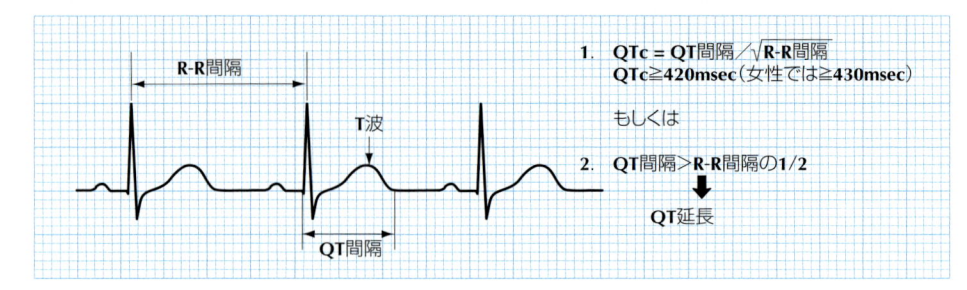

図 2-16　QT 延長の診断基準

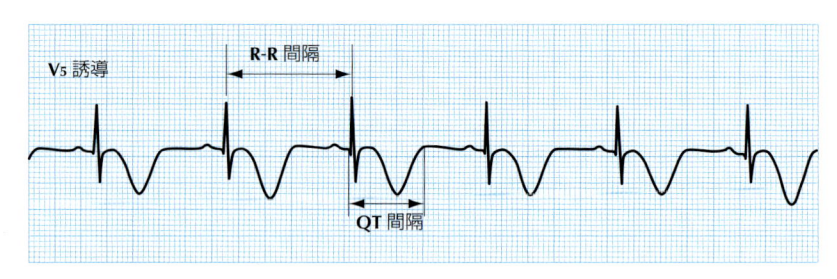

例 2-26　QT 延長例
一目見て QT 間隔は R-R 間隔の 1/2 より長い．

> ■QT 延長の診断基準
> 1）QTc 間隔≧420msec（女性では≧430msec）
> 　　QTc 間隔＝QT 間隔／√R-R 間隔
> 2）QT 間隔＞R-R 間隔の 1/2（心拍数 60〜80/分の時）
> 　　1）もしくは 2）⇒QT 延長（prolonged QT interval）

b）QT 延長をきたす疾患

　QT 延長は心筋梗塞や心筋症などの心疾患だけでなく，くも膜下出血といった脳血管障害でもよく認められる．

　Ia 群（キニジン，プロカインアミド，ジソピラミド）や III 群抗不整脈薬（アミオダロン）およびフェノチアジン系抗精神病薬，さらに低カルシウム血症（多くは慢性腎不全）も QT 延長をきたす．慢性腎不全例では高カリウム血症を伴うことが多いため，QT 延長とともに幅の狭い高く尖ったテント状 T 波が特徴的である．

　先天性 QT 延長症候群では難聴を伴うタイプと伴わないタイプがあり，いずれも運動や興奮により心室性不整脈が誘発される．

正常の心電図波形と異常所見　2

■QT 延長と心室性不整脈
　先天性でも後天性でも QT 延長は torsades de pointes という致死的な心室性不整脈を併発しやすい．抗不整脈薬などの薬剤が原因であるならばすぐに投与を中止する．

I U 波（U wave）

1. 正常の U 波

　U 波の成因には不明な点が多いが，T 波の後に正常では T 波と同方向（T 波が上向きならば U 波も上向き）に U 波が認められる。U 波高は T 波高と正相関し，胸部誘導 V_2, V_3 で最も高電位となる。U 波高は正常では 2mm 以下である。

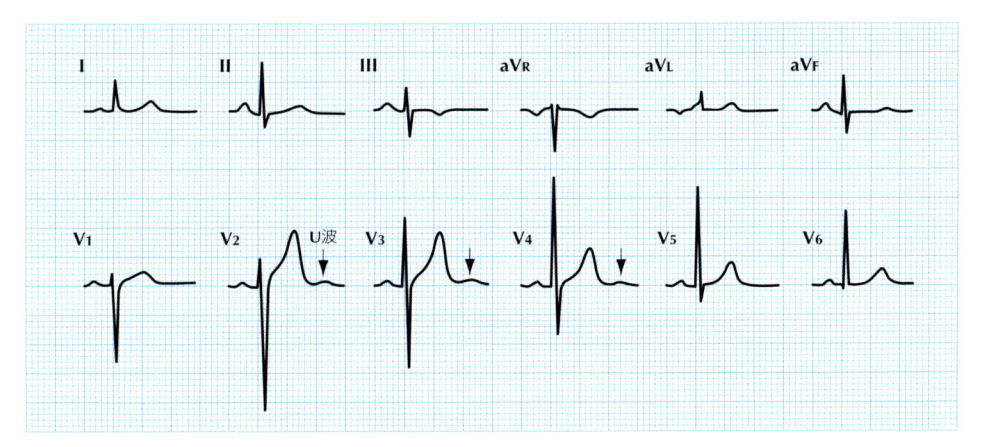

例 2-27　健常例
V_3〜V_4 誘導にて上向き（陽性）の U 波を認める．

2. 陰性 U 波（negative U wave）

　下向きの U 波を**陰性 U 波**と呼び，高血圧などに伴う左室肥大，心筋梗塞や狭心症例で認められる。陰性 U 波は左室肥大や前壁梗塞では I, V_4〜V_6 誘導に，下壁梗塞では II, aVF 誘導に認められる。左室肥大や心筋梗塞の所見がないのに陰性 U 波を認める時は "**心筋虚血**（myocardial ischemia）" が疑われ，特に左前下行枝の狭窄を示唆する。

I. 心電図の基礎知識

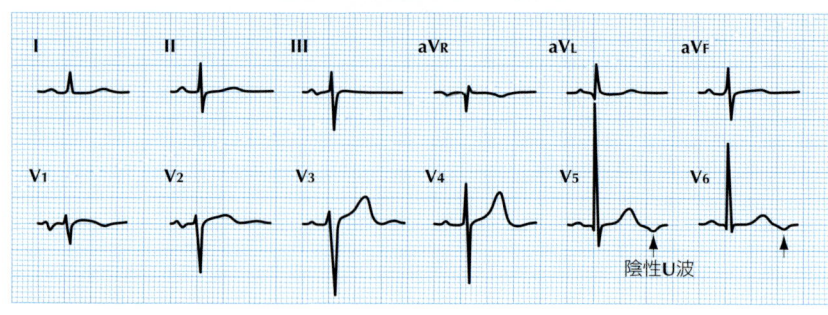

陰性U波

例 2-28　狭心症例
V₅，V₆ 誘導に陰性 U 波を認める．

■**陰性 U 波の診断基準**
　I，II，aVF または V₄～V₆ 誘導で下向きの U 波
　　　　　　⇒**陰性 U 波**（negative U wave）

▷**陰性 U 波（＋）にて**
　左室肥大や心筋梗塞の所見がない時
　　　　　　⇒**心筋虚血**（myocardial ischemia）

■**低カリウム血症の心電図所見**
　低カリウム血症の心電図所見として，ST 低下および T 波平坦化とともに，U 波の増高が知られている．

■**心電図診断の Key Points（正常と異常所見）**
1. **心拍数**：正常の洞調律では 60～100/分
　▷ ＞100/分　　　　　　　　　　　　　　　　⇒洞性頻脈
　▷ ＜60/分　　　　　　　　　　　　　　　　　⇒洞性徐脈
2. **P 波**：洞調律では I，II，aVF 誘導で P 波は上向き
　▷ I，II，aVF で下向き P 波　　　　　　　　　⇒異所性心房調律
　▷ 細動波（f 波）　　　　　　　　　　　　　　⇒心房細動
　▷ 鋸歯状の粗動波（F 波）　　　　　　　　　　⇒心房粗動
　心房負荷
　▷ II 誘導で P 波幅≧0.12 秒（3mm），
　　V₁ 誘導で P 波陰性部分≧1mm² または幅≧0.06 秒（1.5mm）
　　　　　　　　　　　　　　　　　　　　　　　⇒左房負荷
　▷ II 誘導で P 波高≧2.5mm　　　　　　　　　⇒右房負荷
3. **PQ 間隔**：正常では 0.12 秒～0.20 秒（5mm）
　▷ ＞0.20 秒　　　　　　　　　　　　　　　　⇒1 度房室ブロック
　▷ ＜0.12 秒かつ Δ 波　　　　　　　　　　　　⇒WPW 症候群

4. QRS幅：正常では≦0.10秒（2.5mm）
   ▷ V₁誘導でM型波形かつQRS幅>0.10秒　　　　　⇒右脚ブロック
   ▷ V₆誘導でM型波形かつQRS幅>0.10秒　　　　　⇒左脚ブロック
   ▷ 著明な左軸偏位かつI，aVL誘導にsmall Q波　⇒左脚前枝ブロック
5. QRS波
   心肥大
   ▷ SV₁＋RV₅ or RV₆>35mm，RV₅ or RV₆>26mm，
     RI＋SIII>25mm または RaVL>11mm　　　　　⇒左室肥大
     RV₆>RV₅ または QRS波総電位 V₆>V₅　　　　⇒左室拡大
   ▷ RV₁>7mm または RV₁＋SV₅ or RV₆>11mm，
     R/SV₁>1 かつ R/SV₆<1　　　　　　　　　　⇒右室肥大
   ▷ 胸部全誘導でQRS波総電位<10mm　　　　　　⇒低電位差
   異常Q波
   ▷ Q波幅≧0.03秒（0.75mm）または深さ≧R波高の1/4
   　　　　　　　　　　　　　　　　　　　　　　⇒異常Q波
6. **ST部分およびT波**
   ST低下：J点で≧0.5mmの水平型・下降型ST低下またはJ点から
   0.08秒（2mm）で≧0.5mmの接合部型ST低下
   ▷ ST低下＋左室肥大　　　　　　　⇒ST-T異常を伴う左室肥大
   ▷ 水平型ST低下から急速に上向きT波　　　　　⇒心筋虚血
   ▷ 上記以外のST低下　　　　　　　　　　　　　⇒非特異的ST変化
   ST上昇：J点で≧2mm（肢誘導≧1mm）の水平型・上行型ST上昇
   ▷ 凸型ST上昇，鏡像のST低下，さらに異常Q波　⇒急性心筋梗塞
   ▷ 肢誘導と胸部誘導の凹型ST上昇　　　　　　　⇒急性心膜炎
   ▷ 胸部誘導に限局の凹型ST上昇　　　　　　　　⇒早期再分極
   T波増高：肢誘導で≧5mm，胸部誘導で≧10mmのT波
   ▷ 時間とともにT波増高は著明に，ST上昇と鏡像のST低下
   　　　　　　　　　　　　　　　　　　　　　　⇒急性心筋梗塞
   ▷ 幅の狭いテント状T波　　　　　　　　　　　⇒高カリウム血症
   T波平坦化・陰性化：T波高<R波高の1/10のT波・下向きT波
7. QT間隔：QTc間隔＝QT間隔／√R-R間隔
   ▷ QTc間隔≧420msec（女性≧430）または
     QT間隔>R-R間隔の1/2　　　　　　　　　　　⇒QT延長
8. U波
   ▷ I，II，aVF または V₄〜V₆誘導で下向きU波　⇒陰性U波

newLearners'
Technical guide to the Electrocardiogram

II. 疾患各論
Clinicalfeatures of the Electrocardiogram

II. 疾患各論

Coronary Artery Disease（CAD）

3 冠動脈疾患

A 心筋梗塞（Myocardial Infarction：MI）

1. 心筋梗塞とは

　　心筋（myocardium）を栄養する冠動脈が閉塞して心筋が壊死に陥った状態を**心筋梗塞（MI）**という。急性期すなわち**急性心筋梗塞（AMI）**は胸痛，特徴的な心電図所見および血清心筋逸脱酵素（トロポニン T，CK など）上昇から診断される。AMI は心電図が最も役立つ疾患であり，胸痛を主訴に受診した患者ではまず最初に行われる検査である。来院時に胸痛が持続している患者では 10 分以内に心電図をチェックすべきとされる。

　　冠動脈は図 3-1 のように右冠動脈（right coronary artery：RCA）と左冠動脈から成り，左冠動脈は左冠動脈主幹部（left main truncus：LMT）から左前下行枝（left anterior descending artery：LAD）と左回旋枝（left circumflex artery：LCX）に分枝する。RCA が閉塞すると下壁梗塞（inferior MI），LAD 閉塞では前壁中隔梗塞（anteroseptal MI），LCX 閉塞では側壁梗塞（lateral MI）になる。

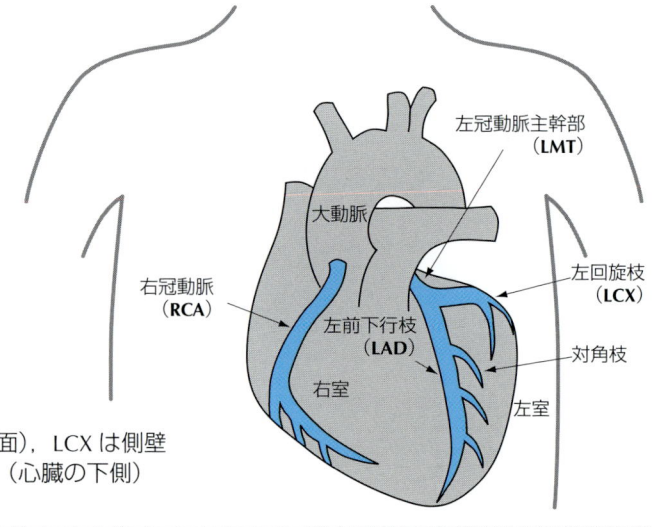

図 3-1　冠動脈の走行
LAD は左室前壁（心臓の前面），LCX は側壁（心臓の左側），RCA は下壁（心臓の下側）および右室を灌流している．

3 冠動脈疾患

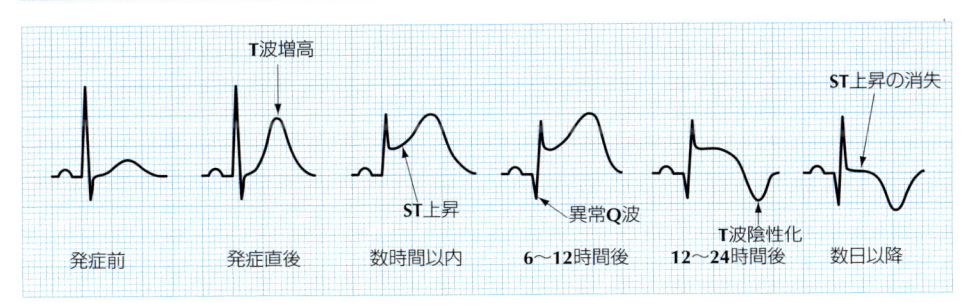

図 3-2　急性心筋梗塞の心電図変化における時間的推移

2. 心電図変化の時間的推移（図 3-2）

　　AMI 患者の 50％は来院時心電図のみで診断できる。残りの患者は典型的な心電図所見を示さないが、時間とともに心電図が変化することが AMI の特徴で、病歴の聴取や採血の後に再度心電図をとれば数分の違いでも変化がより明瞭となることが多い。AMI では発症直後は T 波増高のみ認め、数時間以内に ST 上昇を示す。発症 6〜12 時間後に異常 Q 波が出現し、12〜24 時間後に T 波は陰性化し始める。1 週間以内に ST 上昇はほぼ消失し、1 週間を経ても ST 上昇が持続している時は心室瘤（ventricular aneurysm）の形成が疑われる。再灌流療法の有無にもよるが、異常 Q 波は 30％の例では 1 年以内に消失する。

　　一般に T 波増高を認める時は**超急性期**（hyperacute）、T 波が陰性化しつつも ST 上昇を認める時は**急性期**（acute）とする。さらに ST 上昇は消失するも T 波異常が残存する時は age indeterminate、T 波異常も消失し異常 Q 波のみ認める時は**陳旧性**（old）と呼ぶ。

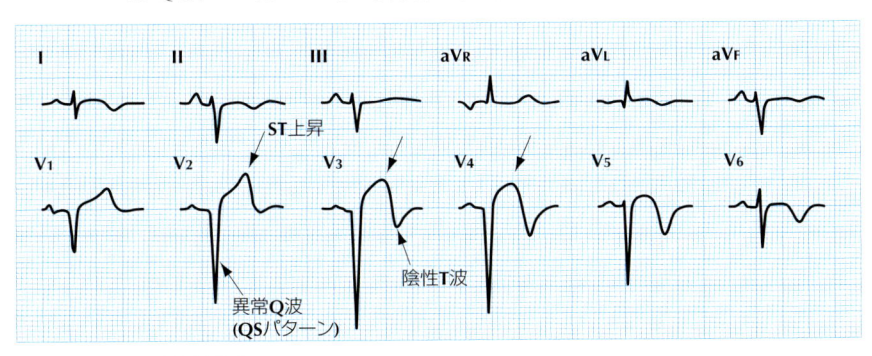

例 3-1　心筋梗塞（急性期）

V_2〜V_4 誘導にて ST 上昇および異常 Q 波を認めるが、T 波はすでに陰性化している.

II. 疾患各論

■ポイント
1) AMI の 10%は来院時心電図が正常である．特に発症直後に来院した例では典型的所見を示さず，診断困難なことが多い．ニトログリセリン（NTG）を 1 錠舌下し，胸痛への効果をみるとともに再度心電図を記録する．AMI では NTG は無効で，心電図上 T 波増高さらに ST 上昇がより明瞭となることが多い．
2) 緊急冠動脈形成術（PCI）や血栓溶解療法などの再灌流療法を行うには，T 波増高を認めるが異常 Q 波のない発症 6 時間以内がベストとされる．近年，T 波が陰性化していない 12 時間までは再灌流療法の適応とされるが，異常 Q 波とともに T 波陰性化を認める例では適応はない．
3) T 波が陰性化しても ST 上昇を認める時はまだ急性期であり，入院加療を要する．

3. 心筋梗塞の心電図所見

a) 異常 Q 波（abnormal Q wave）

1. **異常 Q 波の意味**：以前は異常 Q 波を認める時は貫壁性梗塞（transmural MI），認めない時は非貫壁性もしくは心内膜下梗塞（subendocardial MI）と呼ばれた．しかし病理所見と一致しないことが多く，現在では異常 Q 波がある時は **Q 波梗塞（Q wave MI）**，ない時は**非 Q 波梗塞（non-Q wave MI）**と呼ぶ．異常 Q 波を示す誘導が多いほど梗塞に陥った心筋はより広範囲とされる．

2. **異常 Q 波の基準**：正常でも心室中隔の脱分極を反映した小さい Q 波を I, aV_L, V_5, V_6 誘導に認め，図 2-12 に示したように Q 波幅≧0.03 秒（0.75mm）または Q 波の深さが R 波高の 1/4 以上の時に異常 Q 波とする．Q 波幅≧0.04 秒（1mm）を異常 Q 波とする基準もあるが，肢誘導では心筋梗塞を見逃しやすく，≧0.03 秒を異常とするのがよい．

   ただし，aV_R 誘導は正常でも QS 型または Qr 型波形を示し，幅広い Q 波でも正常である．III 誘導も QS 型または Qr 型波形を示すことが多く，II または aV_F 誘導に異常 Q 波がなければ異常 Q 波としない．aV_L 誘導では Q 波の深さが R 波高の 1/2 以上の時のみ異常 Q 波とする．

冠動脈疾患 3

■異常 Q 波の診断基準
1) Q 波幅≧0.03 秒（0.75mm）（aV_R 誘導を除く）
2) Q 波の深さ≧R 波高の 1/4（aV_L 誘導では 1/2）
   1）もしくは 2）⇒異常 Q 波（abnormal Q wave）

3. **鑑別診断**：異常 Q 波は MI 以外の疾患でも見られ，肥大型心筋症（HCM）では時々認められる。しかし MI との鑑別が難しい時はまずは MI と考える。

　痩せ型体型や肺気腫では心臓に異常がなくても心臓が立位となり，胸部誘導 V_1（さらには V_2）で QS パターンを時々示す。しかし MI とは異なり，ST-T 異常などは認めないことが多い。

　左脚ブロックでも左室の伝導が障害され，V_1 さらに V_2，V_3 誘導では 60%の例で QS パターンとなる。しかし V_4 誘導まで QS パターンならば MI を疑う。一方，左脚ブロックでは I，aV_L，V_5，V_6 誘導にはまったく Q 波がないのが正常であり，小さい Q 波でもこれらの誘導で認められれば異常である。また左脚前枝ブロックも V_2，V_3 誘導に qrS 型波形を示すことが多い。

■ポイント
　心電図のみで異常 Q 波が MI かどうかを確診することは難しいことも多く，疑わしい時には心エコーを施行して左室壁運動異常の有無をチェックする．

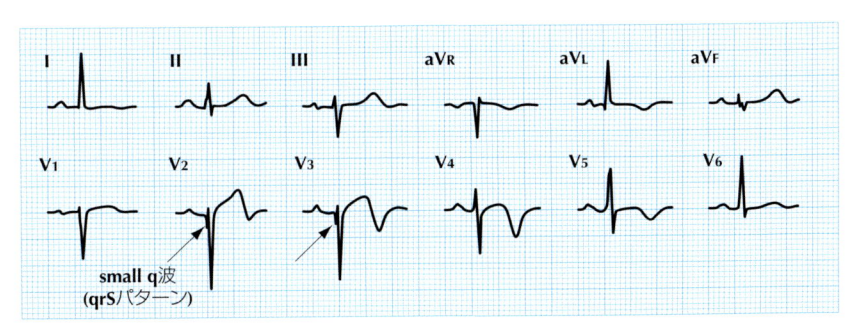

例 3-2　前壁中隔梗塞例
すぐに再灌流が得られると，本例のように幅は狭いが R 波高の 1/4 以上の small q 波を示すことが多い．

II. 疾患各論

b) ST 上昇（ST elevation）

1. **MI における ST 上昇の意味**：AMI では T 波増高に続いて発症数時間以内に ST 上昇を示し，ST 上昇のある時期は急性期とされ，入院の適応となる。著明な ST 上昇が胸痛とともに長く持続する例では心破裂の危険性が高いとされている。

    1 週間以内に ST 上昇はほぼ消失するが，1 週間を経ても明らかな ST 上昇を認める時は**心室瘤**の形成が疑われる（例 3-3）。

    近年，ST 上昇を伴う AMI を **ST 上昇型 MI（STEMI）**，ST 上昇を伴わない AMI を**非 ST 上昇型 MI（NSTEMI）**と呼ぶことが多い。急性冠症候群の中では 1/4 が STEMI，残りの 3/4 が NSTEMI もしくは不安定狭心症とされている。STEMI に比べて NSTEMI は責任冠動脈が完全閉塞でないことや側副血行路が良好なことが多いとされる。

2. **MI における ST 上昇の特徴**：図 2-14 に示したように，J 点にて**肢誘導で 1mm 以上，胸部誘導で 2mm 以上**の ST 上昇は異常とする。
    ST 上昇にて T 波へ移行する ST 部分のカーブが上に凸型は AMI に特徴的である。さらに AMI では ST 上昇の**鏡像**（mirror image）となる ST 低下を示す。これは I，aVL 誘導で ST 上昇を認める例は II，III，aVF 誘導に鏡像となる ST 低下をきたし，II，III，aVF で ST 上昇を示す例は I，aVL で ST 低下を示す。

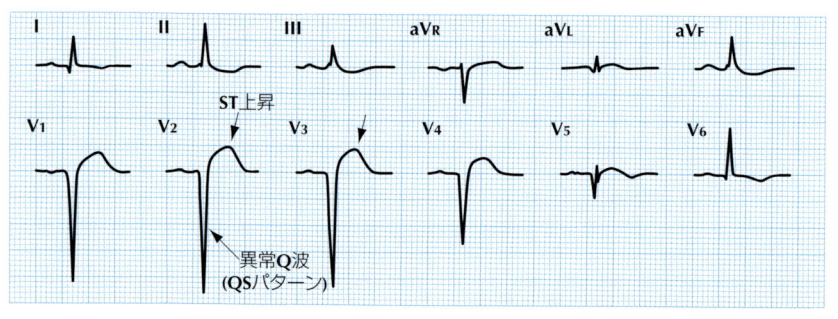

例 3-3　陳旧性心筋梗塞（前壁中隔）
本例では急性期を過ぎても ST 上昇が持続し，心尖部に心室瘤を認めている．

冠動脈疾患 3

(ECG波形: I, II, III, aVR, aVL, aVF, V1-V6 誘導。III, aVF 誘導に「ST上昇」の矢印付き表示)

例 3-4　下壁梗塞（超急性期）
I, aVL および V₁〜V₆ 誘導で著明な ST 低下を認めるが, III, aVF 誘導で T 波増高および ST 上昇を認め, ST 低下は鏡像である.

■ポイント
　下壁梗塞で II, III, aVF 誘導の ST 上昇が 1mm 前後の時には I, aVL 誘導の ST 低下の方が目に付くことが多い. そのため I, aVL 誘導や胸部誘導で ST 低下を認めた時には, II, III, aVF 誘導に ST 上昇がないか必ずチェックする（例 3-4）. また II, III, aVF 誘導で ST 低下を認めた時には, I, aVL 誘導に ST 上昇がないかチェックする.

3. **鑑別診断**：AMI と鑑別すべきものに**急性心膜炎**（acute pericarditis）がある. 心膜炎の ST 上昇は T 波へ移行する ST 部分のカーブが上に凹型で, aVR 誘導を除くほぼ全誘導で広範に ST 上昇を認める. また鏡像となる ST 低下を示さず, 異常 Q 波も認めない.

　健常人（特に若年男性）でも胸部 V₂〜V₅ 誘導に限局して 3mm 近くの ST 上昇を認めることがあり, **早期再分極**（early repolarization）と呼ぶ. 心膜炎と同様に凹型 ST 上昇を示し, 鏡像となる ST 低下も示さない.

c) T 波増高（tall T wave）

1. **MI における T 波増高の意味**：発症直後は T 波増高のみ認め, 数時間以内に ST 上昇を伴う. T 波増高を認める時は**超急性期**（hyperacute）とされ, 緊急冠動脈形成術（PCI）や血栓溶解療法などの再灌流療法の適応となる. しかし発症 12〜24 時間後に T 波は陰性化し始め, 陰性 T 波を認める例では再灌流療法の適応はない.

II. 疾患各論

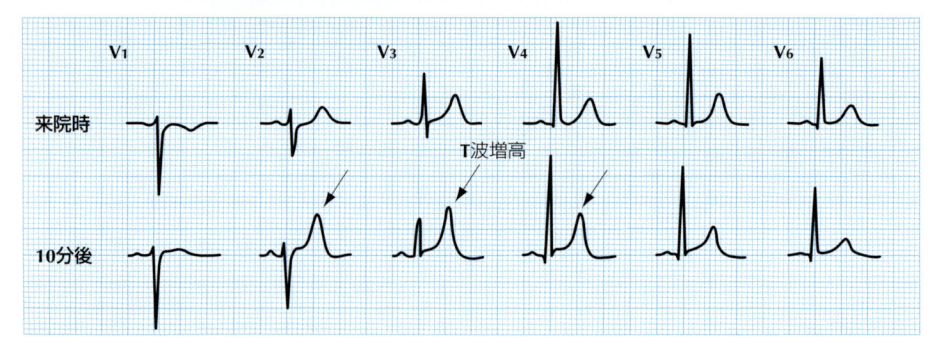

例 3-5　前壁中隔梗塞（超急性期）
来院時 T 波増高は有意でないが，10 分後には V_2～V_4 誘導の T 波増高が明瞭となってきた．

2. **T 波増高の基準と鑑別診断**：一般には T 波高が**肢誘導で** 5mm，**胸部誘導で** 10mm より高い時に T 波増高とする。しかし健常人（特に若年男性）でも**早期再分極**（early repolarization）のために ST 上昇および T 波増高を示すことがある。一方，AMI でも発症直後に来院した例では T 波増高のみ認め，早期再分極による T 波増高と紛らわしいことがある。また発症直後では T 波増高が軽度で見逃しやすい。胸痛を主訴に受診した例ではニトログリセリン（NTG）を 1 錠舌下し，胸痛への効果をみるとともに再度心電図を記録する。AMI では NTG は無効で，2 度目の心電図で T 波増高が明瞭となることが多い（例 3-5）。AMI は数分で心電図が刻々変化し，心電図の 2 回記録で鑑別は容易になり，発症後数時間以内に ST 上昇を伴ってくる。
T 波増高を示すもうひとつの病態に**高カリウム血症**（hyperkalemia）があり，幅の狭い高く尖ったテント状 T 波が特徴的で，胸部誘導 V_2～V_4 に認めることが多い。

4. 心筋梗塞の部位診断

a）心電図の誘導と梗塞部位

異常 Q 波および ST 上昇を示す誘導より梗塞部位が診断できる。胸部誘導 V_1～V_4 で異常 Q 波または ST 上昇を認める時には**前壁中隔梗塞**（anteroseptal MI），V_1～V_6 誘導では**広範囲前壁**（extensive anterior），I，aVL，V_5，V_6 誘導は**側壁**（lateral），II，III，aVF 誘導は**下壁**（inferior）とする。**後壁梗塞**（posterior）では心臓の背部側に梗塞を起こし，V_1，V_2 誘導で異常 Q 波・ST 上昇の代わりに幅広く高い R 波と ST 低下を示す。

冠動脈疾患 3

■ 異常 Q 波・ST 上昇を示す誘導と梗塞部位

$V_1 \sim V_4$ 誘導
　　　⇒前壁中隔梗塞（anteroseptal MI）
$V_1 \sim V_6$ 誘導
　　　⇒広範囲前壁梗塞（extensive anterior MI）
I, aV_L, V_5, V_6 誘導
　　　⇒側壁梗塞（lateral MI）
II, III, aV_F 誘導
　　　⇒下壁梗塞（inferior MI）
V_1 誘導の幅広く高い R 波 [$RV_1 \geq 0.04$ 秒（1mm）かつ $R/SV_1>1$]
　　　⇒後壁梗塞（posterior MI）

■ 後壁梗塞の心電図診断のポイント

1) 後壁梗塞では異常 Q 波の代わりに幅広く高い R 波を V_1, V_2 誘導で示し, V_1 で R 波幅が 0.04 秒（1mm）以上かつ $R/SV_1>1$ の時に後壁梗塞を疑う.

2) 健常例や右室肥大でも $R/SV_1>1$ を満たしうる. しかし後壁梗塞は単独のことは稀で, 多くは下壁または側壁梗塞を合併し, II, III, aV_f 誘導もしくは I, aV_L, V_5, V_6 誘導に異常 Q 波や ST 上昇を示すことが多い（例3-6）.

3) 後壁梗塞は急性期に $V_1 \sim V_4$ で ST 低下を示し, 非 Q 波梗塞または心筋虚血と誤診されやすい. しかし下壁または側壁梗塞を合併し, II, III, aV_F または I, aV_L, V_5, V_6 誘導に ST 上昇を伴う. ST 低下の方が目に止まりやすく, ST 低下を認めた際は他の誘導に ST 上昇がないかチェックする.

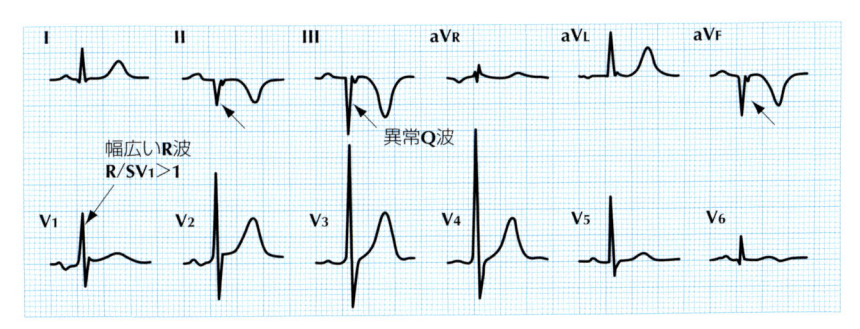

例 3-6　後下壁梗塞

V_1 誘導に幅広い R 波を認め, $R/SV_1>1$ となっている. 同時に II, III, aV_F にも異常 Q 波を認める.

b）梗塞部位と責任冠動脈

　一般に前壁中隔および広範囲前壁梗塞は左前下行枝（LAD），側壁梗塞は左回旋枝（LCX）の閉塞による。下壁梗塞は右冠動脈（RCA）閉塞のことが多いが，LCX が下壁まで灌流することがあり，その場合は下側壁梗塞になって II, III, aV_F 誘導に加えて I, aV_L, V_5, V_6 誘導に異常 Q 波や ST 上昇を認める。

　RCA または LCX が後壁を灌流するので，後壁梗塞は下壁または側壁梗塞を合併することが多く，V_1 誘導で幅広く高い R 波に加えて，RCA 閉塞では II, III, aV_F，LCX 閉塞では I, aV_L, V_5, V_6 に異常 Q 波や ST 上昇を認める。

　RCA 閉塞では下壁梗塞（II, III, aV_F 誘導で ST 上昇）をきたすが，RCA 近位部の閉塞では II 誘導より III 誘導，RCA 遠位部の閉塞では III 誘導より II 誘導で ST 上昇がより著明になりやすい。また RCA 近位部の閉塞では V_1 誘導で ST 上昇を示すが，遠位部の閉塞では ST 低下を示すことが多い。心電図より下壁梗塞でも RCA 近位部か遠位部の閉塞かをある程度推測できる。

　LAD の分枝である対角枝（diagnal branch）だけが閉塞すると，心室中隔を含まない前壁梗塞をきたす。梗塞範囲は小さく，異常 Q 波や ST 上昇は I, aV_L 誘導（ときに V_3, V_4 誘導）のみに認めることが多い（例 3-7）。

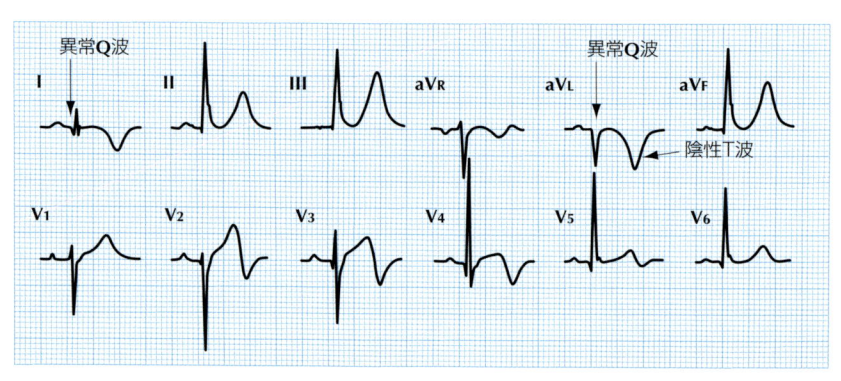

例 3-7　対角枝閉塞による前壁梗塞
I, aV_L 誘導のみに異常 Q 波および陰性 T 波を認める．本例のように V_3 誘導付近に small q 波を示すこともある．

冠動脈疾患 3

■ 心電図の診断感度と梗塞部位
　心電図の診断感度は LAD 閉塞による前壁中隔梗塞では 90%以上だが，RCA 閉塞による下壁梗塞では 60%，LCX 閉塞による側壁・後壁梗塞では 50%程度である．LCX 閉塞による MI が心電図上診断が最も難しい．

■ R 波増高不良（poor R-wave progression）
　胸部誘導では V$_1$ から V$_4$ に向って正常では R 波高は次第に高くなるが，V$_3$ 誘導で R 波高が 1.5mm 以下の時に poor R-wave progression とする．前壁中隔梗塞ですぐに再灌流が得られた例や対角枝閉塞例で認められるが，痩せ型や肺気腫でもこの所見を時々示す．しかし V$_2$ 誘導より V$_3$ 誘導の R 波高が低い時は梗塞の可能性が高い．

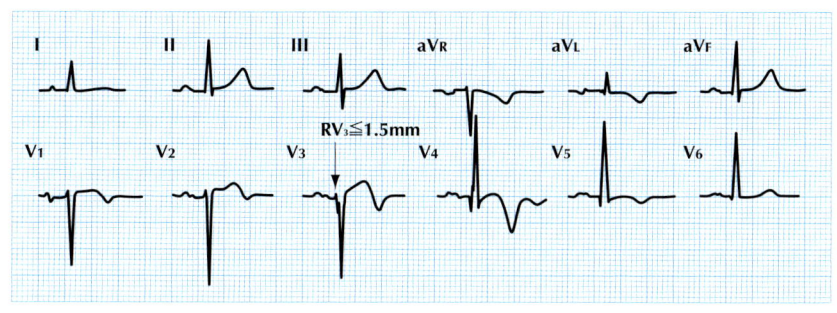

例 3-8 poor R-wave progression
前壁中隔梗塞でもすぐに再灌流が得られると，明らかな異常 Q 波を示さず，poor R-wave progression のみを示すことが多い．

c）右室梗塞（RV infarction）

　右室は RCA から分枝した右室枝によって栄養されている。そのため RCA 近位部の閉塞による下壁梗塞では右室梗塞を併発することが多い。
　右室梗塞を合併すると，心電図では II, III, aV$_F$ とともに V$_1$ 誘導に ST 上昇を認めることがあるが，診断感度は低い（例 3-9）。下壁梗塞で入院した際は必ず **V$_4$R 誘導**（V$_4$ を左右反対に右胸壁に置く）を記録し，1mm 以上の ST 上昇を陽性とする。90%の例で右室梗塞を診断できるが，V$_4$R の ST 上昇は数日以内に消失することが多い。

■ 右室梗塞の診断基準
　V$_4$R 誘導で 1mm 以上の ST 上昇
　　　　⇒ 右室梗塞（RV infarction）

II. 疾患各論

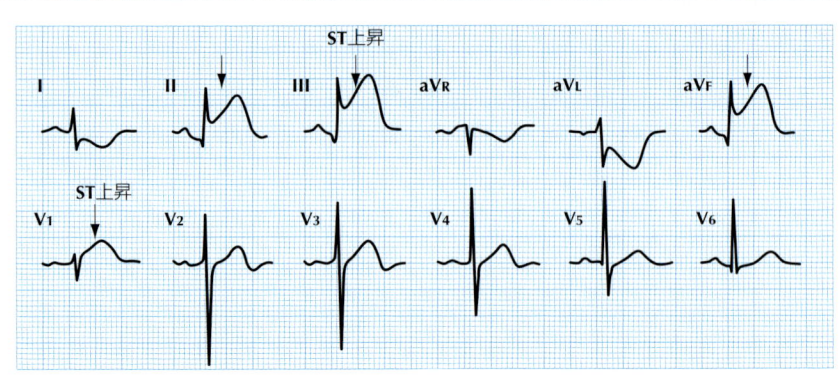

例 3-9　下壁梗塞（超急性期）
II，III，aVF 誘導に加えて V₁ 誘導でも ST 上昇を認め，右室梗塞の合併が疑われる．

■ **心筋梗塞（MI）の心電図所見の Key Points**

1. **心電図所見の時間的推移**
   時間とともに心電図が変化することが AMI の特徴．
   発症直後は T 波増高のみ，数時間以内に ST 上昇を示す．
   発症 6〜12 時間後に異常 Q 波が出現，12〜24 時間後に T 波陰性化．
   1 週間以内に ST 上昇はほぼ消失，持続する時は心室瘤の形成を疑う．
   T 波増高認める時は超急性期，ST 上昇認める時は急性期，異常 Q 波のみは陳旧性．
   緊急 PCI は T 波が陰性化していない発症 12 時間以内が適応．

2. **心筋梗塞の心電図所見**
   a. **異常 Q 波**：Q 波幅≧0.03 秒（0.75mm）または Q 波の深さ≧R 波高の 1/4
   b. **ST 上昇**：J 点にて肢誘導で≧1mm，胸部誘導で≧2mm
      上に凸型の ST 上昇と鏡像の ST 低下を伴うことが AMI の特徴．
   c. **T 波増高**：T 波高が肢誘導で≧5mm，胸部誘導で≧10mm
      発症直後は T 波増高も軽度．胸痛例では NTG 舌下し，再度心電図を記録．AMI では NTG 無効で 2 度目の心電図で T 波増高や ST 上昇が明瞭となることが多い．

3. **心筋梗塞の部位診断**
   V₁〜V₄ 誘導　　　　　　　　　　　　　　　⇒ 前壁中隔梗塞
   V₁〜V₆ 誘導　　　　　　　　　　　　　　　⇒ 広範囲前壁梗塞
   I, aVL, V₅, V₆ 誘導　　　　　　　　　　　⇒ 側壁梗塞
   II, III, aVF 誘導　　　　　　　　　　　　⇒ 下壁梗塞
   V₁ 誘導の幅広く高い R 波［RV₁≧0.04 秒（1mm）かつ R/SV₁＞1］
   　　　　　　　　　　　　　　　　　　　　　⇒ 後壁梗塞
   V₄R 誘導で≧1mm の ST 上昇　　　　　　　　⇒ 右室梗塞

B 狭心症（Angina Pectoris）

1. 狭心症とは

　　冠動脈が狭窄すると，狭窄の程度により労作時のみ，さらには安静時にも心筋は酸素不足になって胸痛発作を起こす。これを狭心症という。

　　冠動脈の内径が50%以上に狭くなると，労作時に心筋は酸素不足になって胸痛を起こし，これを**安定労作性狭心症**（stable effort angina）という。内径が99%近くに狭くなると，安静時にも発作を起こし，心筋梗塞への移行率も高く，**不安定狭心症**（unstable angina）という。

> ■不安定狭心症
> 　労作性狭心症のうち最近1カ月以内に発作を起こすようになった例（de novo effort angina）や以前より軽度の労作で発作を起こすようになった例（worsening effort angina）は安静時に発作を起こす例（rest angina）とともに不安定狭心症に分類される．一方，いつも決まった程度の労作でのみ発作を起こす例を安定狭心症もしくは安定労作性狭心症と呼ぶ．

2. 狭心症の心電図所見 （例2-20，2-28参照）

a) ST低下（ST depression）

　　図2-13に示したように，**水平型ST低下（J点で0.5mm以上）**から急速に上向きのT波へ移行するパターンが心筋虚血（myocardial ischemia）に特徴的である。しかし安静時心電図ではST低下を認めないことが多く，ST低下は重症虚血を意味する。また狭心症例は高血圧を合併することが多く，高血圧に伴う左室肥大のためにST低下を示していることが多い。逆に左室肥大のvoltage criteriaを満たさずにST低下を示す男性では典型的でないST低下でも心筋虚血を疑う。

　　不安定狭心症では重症虚血のために安静時心電図でも時々ST低下を示すが，安静時心電図で異常がなくても不安定狭心症は否定できない。しかし発作時心電図ではST低下は明瞭となり，逆に発作時心電図でST低下を認めない時には狭心症の可能性はきわめて低いといえる。

　　労作性狭心症では50%の例で安静時心電図は正常とされる。安静時心電図でST低下を認めないことが多く，労作時のみ発作を起こすために発作時心電図が記録されるのは稀である。労作性狭心症の診断には運動負荷試験が必要であり，運動によって胸痛およびST低下が誘発される。

II. 疾患各論

■発作時心電図判読のポイント
　不安定狭心症では発作時にST低下などのST-T異常を示すが，軽度のことが多く，50%の例ではST低下は1mm以下である．不安定狭心症を診断するには，NTGを舌下し，胸痛が消失した後に再度心電図を記録し，発作時心電図とよく比較することが重要である．また発作時心電図を以前に記録された心電図と比較することは簡便で有用である．

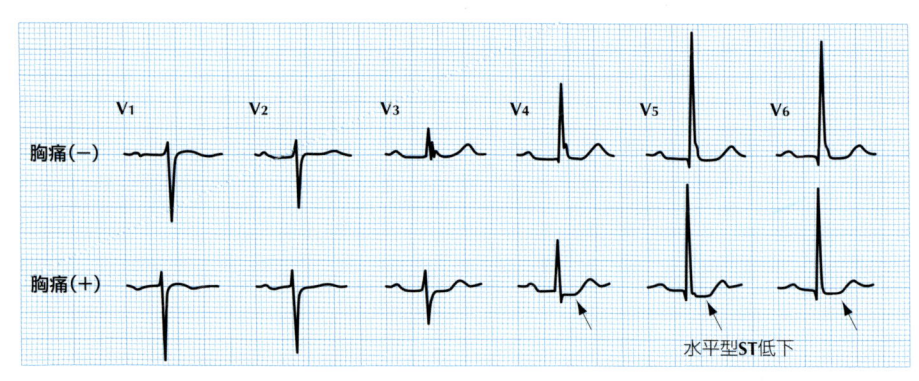

例 3-10　不安定狭心症例
発作時にはV_4〜V_6誘導にて水平型ST低下を認めるが，1mm弱である．

b) T波平坦化および陰性化（inverted T wave）

　正常ではT波はI，IIおよびV_3〜V_6誘導で上向きだが，これらの誘導でT波高がR波高の1/10未満の時はT波平坦化，下向きの時はT波陰性化とする．

　狭心症例では心筋虚血より高血圧に伴う左室肥大のためにST低下やT波平坦化・陰性化を示すことが多い．しかしAMIになりかけたり，すぐに再疎通が起こった重症心筋虚血では明らかなST上昇や異常Q波を示さず，深い対称的な陰性T波（**冠性T波**）のみを認めることが多い．特にV_2, V_3誘導の冠性T波は左前下行枝の高度狭窄でよく認められる．しかし肥大型心筋症（特に心尖部型）でも深い陰性T波を示すことがよく知られている．

冠動脈疾患 3

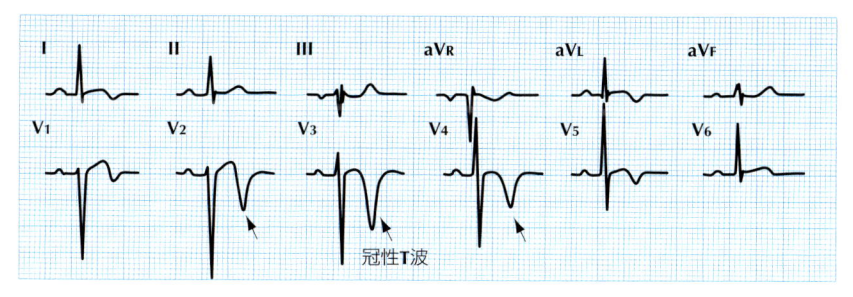

冠性T波

例 3-11　不安定狭心症（左前下行枝 99%狭窄）
V_2〜V_4 誘導に深い対称的な陰性 T 波を認める．

c) 陰性 U 波（negative U wave）

　　正常では U 波は T 波と同方向（T 波が上向きなら U 波も上向き）で，I，II，aVF もしくは V_4〜V_6 誘導で下向きの時に陰性 U 波と呼ぶ．陰性 U 波は左室肥大や MI で認められるが，左室肥大や MI の所見がないのに陰性 U 波を認める時は心筋虚血（特に左前下行枝の狭窄）を疑う．

> ■**狭心症の心電図所見の Key Points**
> 1. **ST 低下**：J 点で≧0.5mm
>   ▷ 安静時心電図では ST 低下を認めないことが多い．
>   ▷ 水平型 ST 低下から急速に上向き T 波へ移行するのが特徴的．
>   ▷ 胸痛時は NTG 舌下し，胸痛が消失した後に再度心電図を記録し比較する．
>   ▷ 胸痛時に ST 低下は明瞭となり，逆に胸痛時 ST 低下（−）では狭心症の可能性は低い．
>   ▷ 労作性狭心症の診断には運動負荷試験が有用で，運動で ST 低下が誘発される．
> 2. **T 波平坦化・陰性化**：正常では T 波は I，II および V_3〜V_6 誘導で上向き．
>   ▷ T 波高が R 波高<1/10 は T 波平坦化，下向きは T 波陰性化．
>   ▷ MI になりかけた重症虚血では深い対称的な陰性 T 波（冠性 T 波）を示すことが多い．
>   ▷ V_2，V_3 誘導の冠性 T 波は左前下行枝の高度狭窄で認める．
> 3. **陰性 U 波**：正常では T 波が上向きなら U 波も上向き．
>   ▷ I，II，aVF または V_4〜V_6 誘導の陰性 U 波は左前下行枝の狭窄を疑う．

II. 疾患各論

4 高血圧症と弁膜症
Hypertension & Valvular Heart Disease（VHD）

A 高血圧症（Hypertension）

1. 高血圧とは

　　　収縮期血圧 140mmHg 以上または拡張期血圧 90mmHg 以上の時に高血圧とする。多くは原因不明の本態性高血圧で，腎血管性高血圧など二次性高血圧は数%のみである。高血圧症は日常診療で出会う機会の多い疾患であり，左室肥大さらに心不全の主要な原因となっている。

2. 病態

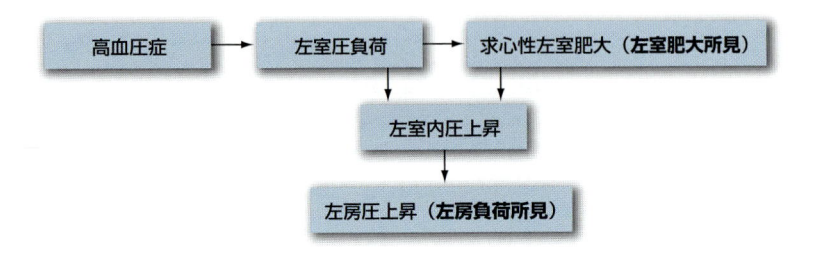

高血圧症 → 左室圧負荷 → 求心性左室肥大（**左室肥大所見**）
　　　　　　　↓　　　　　　↓
　　　　　　左室内圧上昇
　　　　　　　↓
　　　　　左房圧上昇（**左房負荷所見**）

3. 心電図所見（例 2-14 参照）

　　　高血圧症では左室圧負荷に伴って求心性肥大をきたし，心電図では**左室肥大所見**を示す。左室肥大の進行とともに ST-T 異常，左房負荷所見や左軸偏位を伴う。

a）左室肥大所見（LVH）

　　　左室圧負荷に伴って求心性肥大（左室壁肥厚および左室心筋重量増大）をきたすため，心電図では QRS 波の高電位（胸部右側 V_1 誘導では S 波，左側 V_5，V_6 誘導では R 波）を示し，左室肥大 voltage criteria を満たすようになる（図 2-8 参照）。

胸部誘導の criteria は QRS 電位が電極と左室の距離に左右され，肥満例や女性では RV_5, RV_6 はより低電位となって感度は低くなる．逆に若年者では体の電気抵抗が低く高電位となって偽陽性が多い．一方，肢誘導の電位は電極と左室の距離に左右されず，肢誘導の criteria の特異度は95%と高い．感度は20%と低いが，criteria を満たせば肥大は高度と推測される．

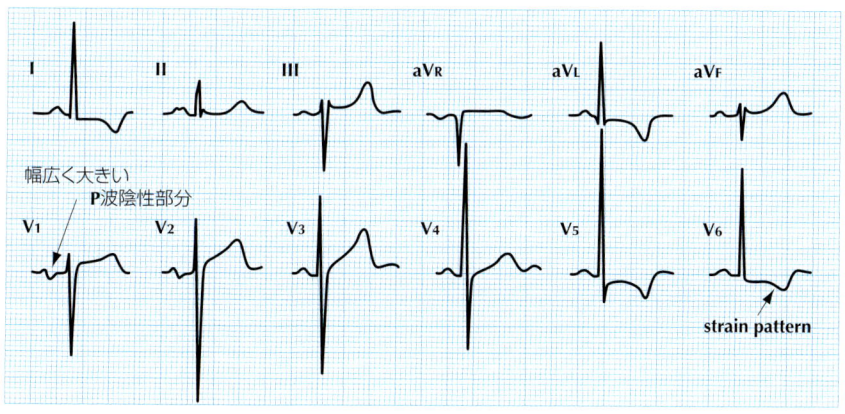

幅広く大きい
P波陰性部分

strain pattern

例 4-1　高血圧症に伴う左室肥大例
胸部誘導だけでなく肢誘導の voltage criteria も満たし，strain pattern を示している．左房負荷所見および左軸偏位も認める．

b）左室肥大の二次的所見

1. **ST-T 異常**：左室肥大の進行とともに voltage criteria だけでなく，ST低下やT波平坦化・陰性化といったST-T異常を伴う．肥大がさらに高度になると，V_5, V_6 誘導で上方に凸型のST低下から陰性T波へ移行する**ストレインパターン**（strain pattern）と呼ばれる左室肥大に特徴的なST-T異常を示す．

   voltage criteria だけでなく ST-T 異常さらに strain pattern を示していれば肥大は高度と推測され，心電図から左室肥大を診断する際は voltage criteria に加えて ST-T 異常を伴う時は "ST-T 異常を伴う左室肥大（LVH with ST-T change)"，strain pattern を伴う時は "strain pattern を伴う左室肥大（LVH with strain pattern)" と記載する．

II. 疾患各論

■**左室肥大の診断基準**
1) SV_1+RV_5 or $RV_6>35mm$
2) RV_5 or $RV_6>26mm$
3) $RI+SIII>25mm$
4) $RaV_L>11mm$
   1)～4) のいずれか⇒**左室肥大**（LVH by voltage criteria）

▷**voltage criteria に加えて**
 ST-T 異常（ST 低下，T 波の平坦化や陰性化）を伴う
   ⇒**ST-T 異常を伴う左室肥大**（LVH with ST-T change）
 strain pattern を伴う
   ⇒**strain pattern を伴う左室肥大**（LVH with strain pattern）

■**ポイント**
　成人の左室肥大の原因で最も多いのが高血圧であるが，40歳以下では稀である．40歳以下で心電図にて ST-T 異常を伴う左室肥大所見を認めた際は病的に心筋が肥大する心筋症（特に肥大型心筋症）を疑う．

2. **左房負荷所見**（LA overload）：高血圧および左室肥大の程度が高度ほど左室内圧さらに左房圧上昇をきたし，左房負荷所見を示す。左房負荷では肢誘導 II の P 波は幅広く結節性［P 波幅≧0.12 秒（3mm）］，胸部誘導 V_1 の P 波は二相性かつ後半の下向き（陰性）部分が幅広く大きくなる［P 波陰性部分の面積≧$1mm^2$ または幅≧0.06 秒（1.5mm）］（図 2-3 参照）。

■**左房負荷の診断基準**
1) 肢誘導 II で P 波幅≧0.12 秒（3mm）
2) 胸部誘導 V_1 にて
   P 波陰性部分の面積≧$1mm^2$ または幅≧0.06 秒（1.5mm）
   1) もしくは 2)⇒**左房負荷**（LA overload）

3. **左軸偏位**（LAD）：左室肥大に伴って左室による左方向の大きな電流が作られ，左軸偏位（電気軸-90°～0°）になる。I 誘導で R 波高＞S 波高かつ aV_F 誘導で R 波高＜S 波高の時，左軸偏位とする（図 1-7 参照）。

高血圧症と弁膜症 4

■高血圧症の心電図所見の Key Points

左室圧負荷に伴って求心性肥大をきたし，心電図では左室肥大所見を示す．

肥大の進行とともに ST-T 異常，左房負荷所見や左軸偏位を伴う．

1. **左室肥大所見**
   ▷ SV_1+RV_5 or $RV_6>35mm$，RV_5 or $RV_6>26mm$，$RI+SIII>25mm$ または $RaV_L>11mm$
   ▷ 胸部誘導の基準は 40 歳以下では偽陽性が多く，ST-T 異常を伴う時のみ陽性とする．
   ▷ 肢誘導の基準は感度は低いが特異度は高く，満たせば肥大は高度と推測される．
2. **左室肥大の二次的所見**
   a. **ST-T 異常**
      ▷ ST 低下（≧0.5mm）や T 波平坦化（T 波高＜R 波高の 1/10）・T 波陰性化．
      ▷ V_5，V_6 誘導で上方に凸型 ST 低下から陰性 T 波へ移行する strain pattern が特徴的．
   b. **左房負荷所見**：II 誘導で P 波幅≧0.12 秒（3mm），V_1 誘導で P 波陰性部分≧1mm² または幅≧0.06 秒（1.5mm）
   c. **左軸偏位**：I 誘導で R 波高＞S 波高かつ aV_F 誘導で R 波高＜S 波高

B 大動脈弁狭窄症 (Aortic Stenosis：AS)

1. AS とは

先天性（二尖弁）や後天性（石灰化性，リウマチ性）の原因による大動脈弁の肥厚，石灰化や癒着のために大動脈弁口で左室から大動脈への血流の流出障害をきたしたものである．加齢に伴う石灰化性 AS が最も高頻度である．聴診にて収縮期雑音（特に頸部に放散する雑音）を聴取した際は AS を疑う．

II. 疾患各論

2. 病　態

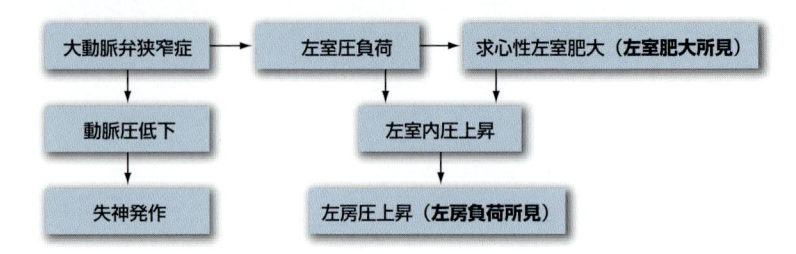

```
大動脈弁狭窄症 → 左室圧負荷 → 求心性左室肥大（左室肥大所見）
     ↓              ↓
  動脈圧低下      左室内圧上昇
     ↓              ↓
  失神発作      左房圧上昇（左房負荷所見）
```

3. 心電図所見（例 2-15 参照）

　　大動脈弁口での血流通過障害のために左室圧負荷を伴い，求心性肥大をきたす。そのため心電図では高血圧症と同様に**左室肥大所見**を示し，進行に伴って ST-T 異常（特に strain pattern），左房負荷所見や左軸偏位を伴うようになる。左脚ブロックを示すことも多い。

a) 左室肥大所見（LVH）

　　高度 AS 例の 85％は左室肥大所見を示すとされる。左室圧負荷に伴って求心性肥大をきたすが，高血圧症より高度のことが多い。そのため，胸部誘導の voltage criteria（SV_1+RV_5 or $RV_6>35mm$ または RV_5 or $RV_6>26mm$）だけでなく，肢誘導の criteria（$RI+SIII>25mm$ または $RaV_L>11mm$）も満たすことが多い（図 2-8 参照）。

b) 左室肥大の二次的所見

1. **ST-T 異常**：ST 低下や T 波平坦化・陰性化といった ST-T 異常，さらには V_5，V_6 誘導で上方に凸型の ST 低下から陰性 T 波へ移行する**ストレインパターン**（strain pattern）を示すことが多い。

2. **左房負荷所見（LA overload）**：狭窄が高度ほど左房圧上昇をきたし，左房負荷所見を示す。高度 AS 例の 80％以上は左房負荷所見を示す。II 誘導の P 波幅≧0.12 秒（3mm）もしくは V_1 誘導の P 波陰性部分の面積≧$1mm^2$ または幅≧0.06 秒（1.5mm）の時，左房負荷とする（図 2-3 参照）。

3. **左軸偏位（LAD）**：左室肥大に伴って左軸偏位（電気軸−90°〜0°）を示す。I 誘導で R 波高＞S 波高かつ aV_F 誘導で R 波高＜S 波高の時，左軸偏位とする。

高血圧症と弁膜症 4

■ポイント
　高血圧症も AS も左室肥大をきたし，心電図上鑑別できない．しかし重症 AS では手術適応となり，strain pattern を伴った左室肥大所見を認めた際（特に血圧正常の高齢者）では AS を疑い，心エコーでチェックする．

c) 左脚ブロック（LBBB）

　AS 例の 5〜10% に左脚ブロック［胸部 V_1 誘導で幅広い S 波，V_6 誘導で M 型 QRS 波形かつ QRS 幅＞0.10 秒（2.5mm）］を認める（図 2-6 参照）。大動脈弁周囲の石灰化により近傍の房室接合部を障害し，房室ブロックを起こすこともある。

■**大動脈弁狭窄症（AS）の心電図所見の Key Points**
　左室圧負荷に伴って求心性肥大をきたし，左室肥大所見を示す．
　高血圧症より肥大は高度で，ST-T 異常（特に strain pattern）を伴うことが多い．

1. **左室肥大所見**
   ▷ SV_1+RV_5 or RV_6＞35mm，RV_5 or RV_6＞26mm，$RI+SIII$＞25mm または RaV_L＞11mm
   ▷ 特異度の高い肢誘導の基準も満たすことが多い．
2. **左室肥大の二次的所見**
   a. **ST-T 異常**：V_5，V_6 誘導にて上方に凸型 ST 低下から陰性 T 波へ移行する strain pattern が特徴的．
   b. **左房負荷所見**：II 誘導で P 波幅≧0.12 秒（3mm），V_1 誘導で P 波陰性部分≧1mm^2 または幅≧0.06 秒（1.5mm）
   c. **左軸偏位**：I 誘導で R 波高＞S 波高かつ aV_F 誘導で R 波高＜S 波高
3. **左脚ブロック（LBBB）**：V_1 誘導で幅広い S 波，V_6 誘導で M 型 QRS 波形
   ▷ AS の 5〜10%．

C　大動脈弁閉鎖不全症（Aortic Regurgitation：AR）

1. AR とは

　　　大動脈弁の異常により，拡張期に大動脈より大動脈弁口を通って左室内に血流が逆流するようになったもの。原因に石灰化性，二尖弁，大動脈弁逸脱，感染性心内膜炎，リウマチ性，大動脈基部拡大がある。

II. 疾患各論

2. 病態

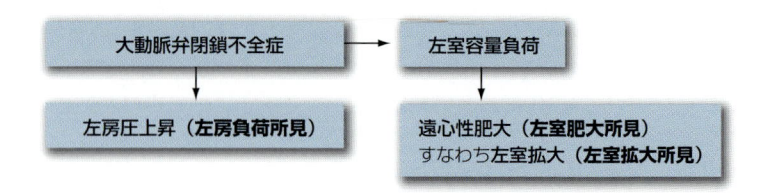

```
大動脈弁閉鎖不全症 → 左室容量負荷
↓                    ↓
左房圧上昇（左房負荷所見）   遠心性肥大（左室肥大所見）
                     すなわち左室拡大（左室拡大所見）
```

3. 心電図所見

拡張期に大動脈弁口を通って左室内に血流が逆流するために左室容量負荷を伴い，遠心性肥大をきたす。肥厚は軽度で左室内腔の拡大（左室拡大）が主体となる。しかし左室心筋重量は増大し，QRS 波は高電位となって**左室肥大所見**を示す。左室拡大が高度になると**左室拡大所見**を示す。AS と異なり，ST-T 異常は軽度で，strain pattern は稀である。

a) 左室肥大所見（LVH）

左室容量負荷に伴って遠心性肥大をきたし，左室肥大所見（$SV_1 + RV_5$ or $RV_6 > 35mm$ または RV_5 or $RV_6 > 26mm$）を示す。しかし肢誘導の criteria を満たすことは稀である。

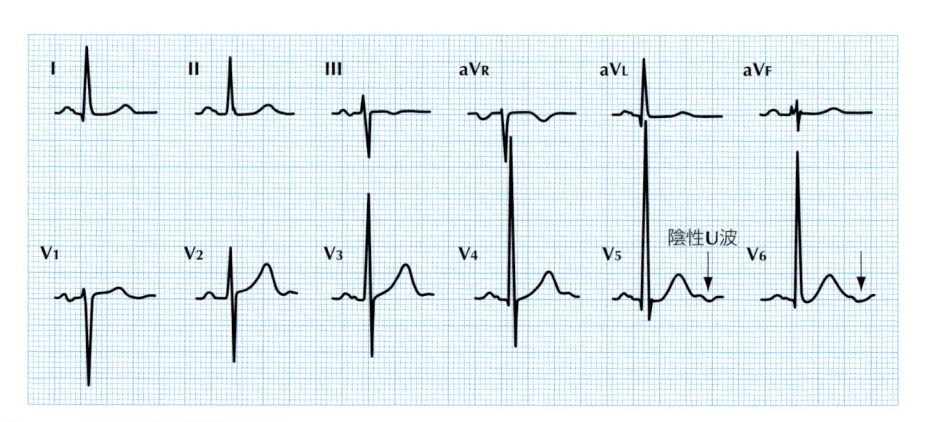

例 4-2　大動脈弁閉鎖不全例
胸部誘導の QRS 波は高電位で左室肥大 voltage criteria を満たす．V_5，V_6 誘導では陰性 U 波を認める．

b) 左室拡大所見（LV dilatation）

左室拡大に伴って左室は V_6 誘導に近づき，V_6 の QRS 波（特に R 波）が高電位となる。左室肥大の診断基準（$SV_1 + RV_5$ or $RV_6 > 35mm$ または RV_5 or $RV_6 > 26mm$）を満たすとともに，$RV_6 > RV_5$ または QRS 波総電位 $V_6 > V_5$ の時，左室拡大とする（図 2-9 参照）。しかし診断感度は低く，満たす時は高度の左室拡大が疑われる。

■左室拡大の診断基準
1) 左室肥大診断基準
   $SV_1 + RV_5$ or $RV_6 > 35mm$ または RV_5 or $RV_6 > 26mm$
2) $RV_6 > RV_5$ または QRS 波総電位（total voltage）$V_6 > V_5$
   1) かつ 2) ⇒ **左室拡大**（LV dilatation）

b) 他の心電図所見

1. **陰性 U 波**（negative U wave）：I，II，aVF もしくは $V_4 \sim V_6$ 誘導で下向きの U 波を陰性 U 波と呼ぶ。高血圧症や AS でも認めるが，AR ではより高頻度である。

2. **左房負荷所見**（LA overload）：重症 AR では左房圧上昇をきたし，左房負荷所見を示す。II 誘導の P 波幅≧0.12 秒（3mm）もしくは V_1 誘導の P 波陰性部分の面積≧$1mm^2$ または幅≧0.06 秒（1.5mm）の時，左房負荷とする。

3. **ST-T 異常**：AR は AS と異なり，ST 低下や T 波平坦化・陰性化は少なく，むしろ T 波は増高ぎみになり，strain pattern は稀である。しかし高血圧を合併する例では ST 低下や T 波平坦化・陰性化を示すことが多い。

II. 疾患各論

■ **大動脈弁閉鎖不全症（AR）の心電図所見の Key Points**

左室容量負荷に伴う遠心性肥大（左室拡大）にて左室肥大所見を示す．
AS と異なり，ST-T 異常は軽度で strain pattern は稀．
左室拡大が高度になると左室拡大所見を示す．

1. **左室肥大所見**
   ▷ $SV_1 + RV_5$ or $RV_6 > 35mm$ または RV_5 or $RV_6 > 26mm$
   ▷ 肢誘導の criteria を満たすことは稀．
2. **左室拡大所見**
   ▷ $RV_6 > RV_5$ または QRS 波総電位（total voltage）$V_6 > V_5$
   ▷ 満たす時は高度の左室拡大が疑われる．
3. **陰性 U 波**：I, II, aV_F もしくは $V_4 \sim V_6$ 誘導で下向きの U 波
   ▷ 高血圧症や AS より高頻度．
4. **左室肥大の二次的所見**
   a. **ST-T 異常**：ST 低下や T 波陰性化は少なく，むしろ T 波は増高ぎみ．
   b. **左房負荷所見**：II 誘導で P 波幅 ≧ 0.12 秒（3mm），V_1 誘導で P 波陰性部分 ≧ $1mm^2$ または幅 ≧ 0.06 秒（1.5mm）

D 僧帽弁狭窄症（Mitral Stenosis：MS）

1. MS とは

ほとんどがリウマチ熱による僧帽弁の肥厚，石灰化や癒着のために，僧帽弁口にて左房から左室への血流の流入障害をきたしたもの。

2. 病　態

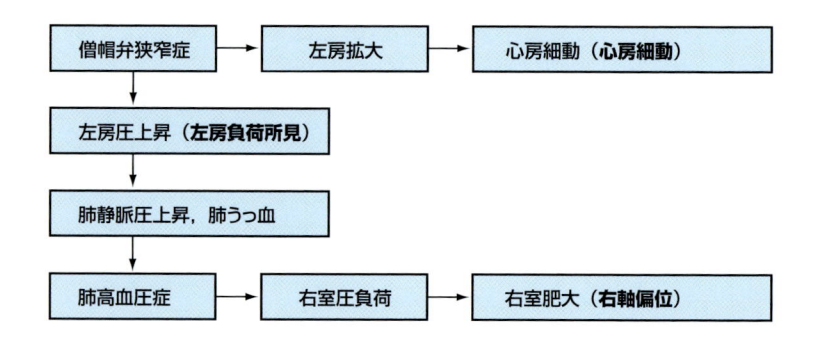

僧帽弁狭窄症 → 左房拡大 → 心房細動（**心房細動**）
　↓
左房圧上昇（**左房負荷所見**）
　↓
肺静脈圧上昇，肺うっ血
　↓
肺高血圧症 → 右室圧負荷 → 右室肥大（**右軸偏位**）

高血圧症と弁膜症 4

> ■リウマチ熱
> A群β型溶血連鎖球菌の感染により心内膜炎，心筋炎を起こし，その結果として僧帽弁を中心とした弁膜症をきたす．通常小児期にかかり，再燃を繰り返して増悪する．近年，抗菌薬の使用でリウマチ熱は激減した．

3. 心電図所見 (例 2-7 参照)

MSでは左房から左室への流入障害により左房拡大および左房圧上昇をきたす．心電図では**左房負荷所見**を示すが，高血圧症やASと異なり左室肥大所見を認めない．成人では**心房細動**を併発していることも多い．

a) 左房負荷所見 (LA overload)

左房から左室への流入障害のために左房拡大と左房圧上昇をきたし，左房負荷所見を示す．左房負荷所見は左房圧より左房拡大の程度と密接に関連し，洞調律のMS例の90%は左房負荷所見を満たすとされる．

肢誘導IIではP波は幅広く結節性［P波幅≧0.12秒（3mm）］になり，**僧帽性P波**（P-mitrale）と呼ばれ，MSに特徴的とされていたが，高血圧症や他の弁膜症でも認められる．左房負荷のより信頼性のある所見として，胸部誘導V_1のP波は二相性かつ後半の下向き（陰性）部分が幅広く大きくなる［P波陰性部分の面積≧1mm2 または幅≧0.06秒（1.5mm）］（図2-3参照）．

> ■左房負荷の診断基準
> 1) 肢誘導IIでP波幅≧0.12秒（3mm）
> 2) 胸部誘導V_1にて
>   P波陰性部分の面積≧1mm^2 または幅≧0.06秒（1.5mm）
>   1）もしくは2）⇒ **左房負荷**（LA overload）

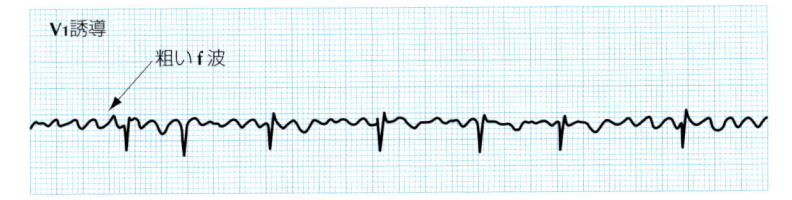

V_1誘導
粗いf波

例4-3 僧帽弁狭窄症例
心房細動であるが，f波が比較的粗い．

b) 心房細動（AF）

経過とともに左房はより拡大し，AF を併発する．AF は健常人でも認められるが，MS では細動波（f 波）が粗いのが特徴である．特に中年女性で粗い f 波の AF を認めた際には MS を疑う．

c) 右室肥大所見

重症 MS では著明な左房圧上昇から肺高血圧症をきたし，右室圧負荷から右室肥大をきたしうる．しかし心電図上右室肥大の基準（$R/SV_1>1$ および $RV_1>7mm$ または RV_1+SV_5 or $SV_6>11mm$）を満たすことは稀である．多くは電気軸 +90°〜+180°の**右軸偏位（RAD）**のみを示す．I 誘導で R 波高＜S 波高かつ aV_F 誘導で R 波高＞S 波高の時，右軸偏位とする．

> ■ポイント
> 初めて心房細動（AF）を認めた例では左房内血栓の有無と基礎心疾患の検索に心エコー図検査を行う．その際，基礎心疾患として僧帽弁疾患を見逃さないように注意する．特に右軸偏位や粗い f 波を伴う心房細動を認めたら MS を疑う．

■**僧帽弁狭窄症（MS）の心電図所見の Key Points**

左房から左室への流入障害のため左房拡大と左房圧上昇をきたす．
心電図上著明な左房負荷所見を示すが，左室肥大所見を認めない．
成人では心房細動を併発していることが多い．

1. **左房負荷所見**
   ▷ II 誘導で P 波幅≧0.12 秒（3mm），V_1 誘導で P 波陰性部分≧$1mm^2$ または幅≧0.06 秒（1.5mm）
   ▷ 著明な左房負荷所見を示すが，高血圧症や AS と異なり左室肥大所見を認めない．
2. **心房細動（AF）**
   ▷ MS では細動波（f 波）が粗いのが特徴．
3. **右軸偏位（RAD）**：I 誘導で R 波高＜S 波高かつ aV_F 誘導で R 波高＞S 波高
   ▷ 右軸偏位や粗い f 波を伴う AF を認めたら MS を疑う．

E 僧帽弁閉鎖不全症 (Mitral Regurgitation：MR)

1. MR とは

僧帽弁の異常により，収縮期に左室より僧帽弁口を通って左房内に血流が逆流するようになったものである。原因にはリウマチ熱，僧帽弁逸脱 (MVP)，乳頭筋機能不全，感染性心内膜炎，僧帽弁輪部石灰化などがある。

2. 病態

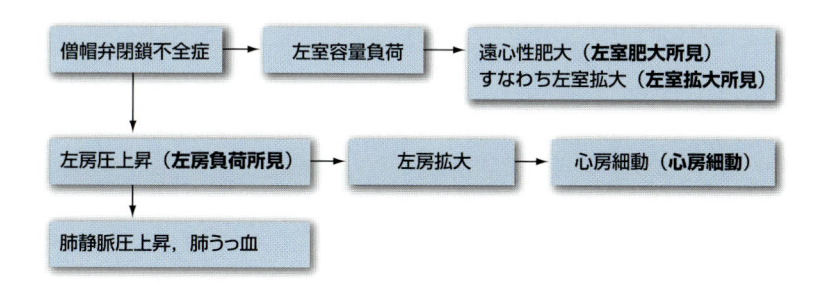

僧帽弁閉鎖不全症 → 左室容量負荷 → 遠心性肥大（**左室肥大所見**）すなわち左室拡大（**左室拡大所見**）

↓

左房圧上昇（**左房負荷所見**） → 左房拡大 → 心房細動（**心房細動**）

↓

肺静脈圧上昇，肺うっ血

3. 心電図所見 （例 2-16 参照）

MR では収縮期に左室から左房内に血流が逆流し，AR と同様に左室容量負荷のために左室拡大が主体の遠心性肥大をきたす。心電図では**左室肥大所見**を示すことが多く，ときに**左室拡大所見**も示す。ST-T 異常は軽度で，strain pattern は稀である。AR より**左房負荷所見**や**心房細動**を示すことが多い。

a) 左室肥大所見 (LVH)

AR と同様に左室肥大所見（$SV_1 + RV_5$ or $RV_6 > 35mm$ または RV_5 or $RV_6 > 26mm$）を示すことが多い。しかし肢誘導の criteria を満たすことは稀である。

b) 左室拡大所見 (LV dilatation)

左室拡大に伴って左室は V_6 誘導に近づき，V_6 の QRS 波が高電位となる。$RV_6 > RV_5$ または QRS 波総電位 $V_6 > V_5$ の時に左室拡大とするが，診断感度は低く，満たす時は高度の左室拡大が疑われる。

II. 疾患各論

c) 左房負荷所見（LA overload）および心房細動（AF）

　左房内への逆流のため左房拡大および左房圧上昇をきたし，AR より左房負荷所見を伴うことが多い．II 誘導の P 波幅≧0.12 秒（3mm）もしくは V_1 誘導の P 波陰性部分の面積≧$1mm^2$ または幅≧0.06 秒（1.5mm）の時，左房負荷とする．

　MS より頻度は少ないが，経過とともに左房は拡大して AF を併発する．細動波（f 波）も比較的粗い．

d) ST-T 異常

　AR と同様に ST 低下や T 波平坦化・陰性化は少なく，むしろ T 波は増高ぎみになり，strain pattern は稀とされる．しかし僧帽弁逸脱症（MVP）では軽度の ST 低下や T 波平坦化・陰性化といった非特異的 ST-T 変化を示すことが多いとされる．

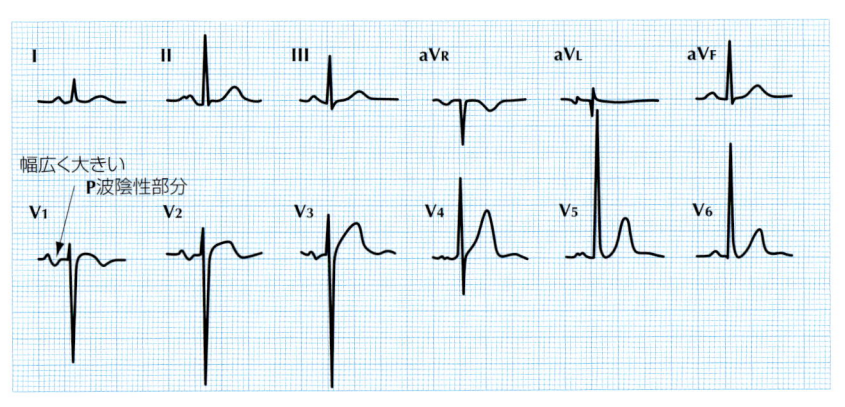

例 4-4　僧帽弁閉鎖不全例
胸部誘導では左室肥大の voltage criteria を満たすが，ST 低下はなく T 波はむしろ増高ぎみである．左房負荷所見も認める．

高血圧症と弁膜症　4

■僧帽弁閉鎖不全症（MR）の心電図所見の Key Points

　左室容量負荷に伴って遠心性肥大（左室拡大）をきたし，左室肥大所見を示す．
　AR より左房負荷所見や心房細動を示すことが多い．
　左室拡大が高度になると左室拡大所見を示す．

1. **左室肥大所見**
    ▷ SV_1+RV_5 or $RV_6>35$mm または RV_5 or $RV_6>26$mm
    ▷ 肢誘導の criteria を満たすことは稀．
2. **左室拡大所見**
    ▷ $RV_6>RV_5$ または QRS 波総電位（total voltage）$V_6>V_5$
    ▷ 満たす時は高度の左室拡大が疑われる．
3. **左室肥大の二次的所見**
    a. **ST-T 異常**：ST 低下や T 波陰性化は少なく，むしろ T 波は増高ぎみ．
    b. **左房負荷所見**：II 誘導で P 波幅≧0.12 秒（3mm），V_1 誘導で P 波陰性部分≧1mm^2 または幅≧0.06 秒（1.5mm）
4. **心房細動（AF）**
    ▷ MS より頻度は少ないが，経過とともに AF を併発する．
    ▷ 細動波（f 波）も比較的粗い．

II. 疾患各論

Cardiomyopathies
5 心筋症

A 肥大型心筋症（Hypertrophic Cardiomyopathy：HCM）

1. HCM とは

通常は高血圧などに伴って左室肥大をきたすが，HCM は血圧とは無関係に心筋が病的に肥大する疾患である。HCM の約半数の例では常染色体優性遺伝の家族内発症が見られ，多くはミオシン重鎖遺伝子などの遺伝子異常による。

2. 肥厚パターンによる分類（図 5-1）

以下の 4 つに分類される
1. 非対称性心室中隔肥大型（asymmetric septal hypertrophy：ASH）
2. 心室中部肥大型（mid-ventricular hypertrophy）
3. 心尖部肥大型（apical hypertrophy）
4. 対称性肥大型（diffuse hypertrophy）

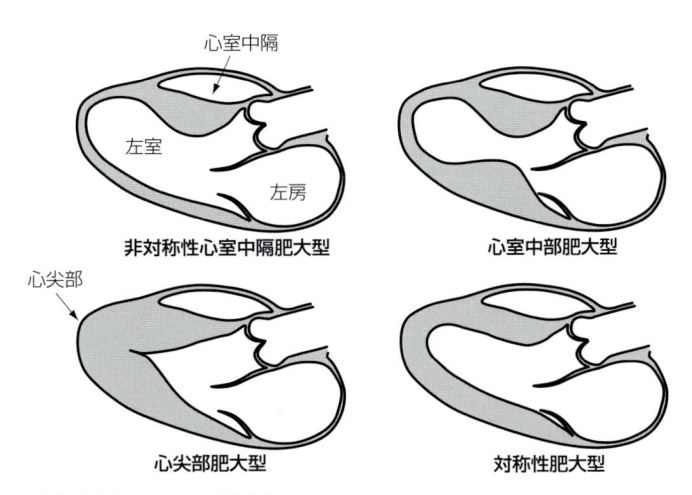

図 5-1　肥厚パターンによる分類

3. 心電図所見

　病的に左室壁が肥厚して著明な左室肥大をきたすため，大動脈弁狭窄症（AS）のように ST-T 異常（特に strain pattern）を伴った**左室肥大所見**を示すことが多い。MI 類似の**異常 Q 波**も時々示す。一方，20％の例（特に肥大が限局した例）では心電図に異常を認めない。

a) 左室肥大所見（LVH）

　著明な左室肥大のために胸部誘導の voltage criteria だけでなく，肢誘導の criteria も満たすことが多い（図 2-8 参照）。

■**左室肥大の診断基準**
1) SV_1+RV_5 or $RV_6>35mm$
2) RV_5 or $RV_6>26mm$
3) $RI+SIII>25mm$
4) $RaV_L>11mm$

　1）〜4）のいずれか⇒**左室肥大**（LVH by voltage criteria）

▷voltage criteria に加えて
　ST-T 異常（ST 低下，T 波の平坦化や陰性化）を伴う
　　　　⇒**ST-T 異常を伴う左室肥大**（LVH with ST-T change）
　strain pattern を伴う
　　　　⇒**strain pattern を伴う左室肥大**（LVH with strain pattern）

b) 左室肥大の二次的所見

1. **ST-T 異常**：ほとんどの例では ST-T 異常を伴い，上方に凸型の ST 低下から陰性 T 波へ移行する strain pattern を示すことが多い。
　日本人に多い心尖部肥大型では V_2〜V_4 誘導で**巨大陰性 T 波**（giant negative T wave）を示すことが多いが，他の型でも認めうる。

2. **左房負荷所見**（LA overload）：著明な左室肥大のために左房圧上昇をきたす。II 誘導の P 波幅≧0.12 秒（3mm）もしくは V_1 誘導の P 波陰性部分の面積≧1mm² または幅≧0.06 秒（1.5mm）の時，左房負荷とする（図 2-3 参照）。

3. **左軸偏位**（LAD）：左室肥大に伴って左軸偏位（電気軸−90°〜0°）を示す。I 誘導で R 波高＞S 波高かつ aV_F 誘導で R 波高＜S 波高の時，左軸偏位とする。

II. 疾患各論

■ポイント
高血圧症や AS による左室肥大でも心電図上 strain pattern を伴った左室肥大所見を示すが，40 歳以下や血圧正常例では HCM を強く疑う．

c）異常 Q 波（abnormal Q wave）

20〜50%に異常 Q 波を認め，特に ASH 例は著明な中隔肥大のために胸部誘導 V_1，V_2 に高電位の R 波と V_5，V_6（ときに II，III，aV_F 誘導）に異常 Q 波を示すことが多い．Q 波幅≧0.03 秒（0.75mm）または Q 波の深さが R 波高の 1/4 以上の時，異常 Q 波とする（図 2-12 参照）．

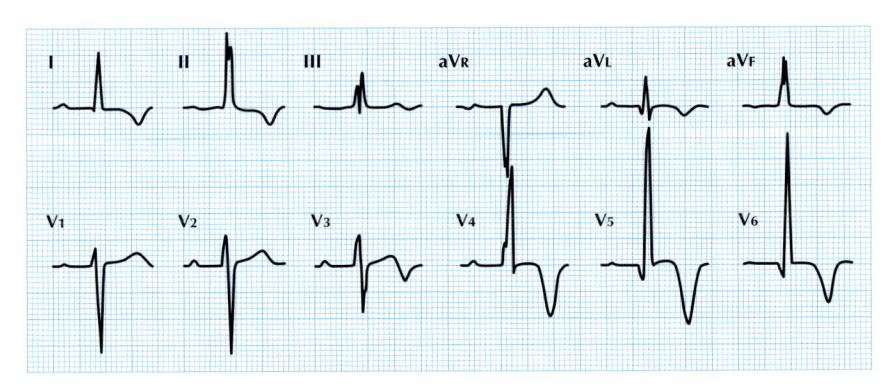

例 5-1　HCM 例（非対称性中隔肥大型）
左室肥大所見および巨大陰性 T 波を認める．胸部誘導 V_1，V_2 では幅広く高電位の R 波を認めるとともに，V_5，V_6 では異常 Q 波を認める．

■肥大型心筋症（HCM）の心電図所見の Key Points
血圧とは無関係に病的に左室肥大をきたし，左室肥大所見を示す．
肥大は高度で，ST-T 異常（特に strain pattern）を伴うことが多い．
20〜50%の例では異常 Q 波を認める．

1. **左室肥大所見**
   ▷ SV_1+RV_5 or RV_6＞35mm，RV_5 or RV_6＞26mm，$RI+SIII$＞25mm または RaV_L＞11mm
   ▷ 特異度の高い肢誘導の基準も満たすことが多い．

2. 左室肥大の二次的所見
    a. ST-T 異常
        ▷ V_5, V_6 誘導にて上方に凸型 ST 低下から陰性 T 波へ移行する strain pattern が特徴的．
        ▷ 心尖部肥大型では V_2〜V_4 誘導で巨大陰性 T 波を示すことが多い．
    b. **左房負荷所見**：II 誘導で P 波幅≧0.12 秒（3mm），V_1 誘導で P 波陰性部分≧1mm^2 または幅≧0.06 秒（1.5mm）
    c. **左軸偏位**：I 誘導で R 波高＞S 波高かつ aV$_F$ 誘導で R 波高＜S 波高
3. **異常 Q 波**：Q 波幅≧0.03 秒（0.75mm）または Q 波の深さ≧R 波高の 1/4
    ▷ ASH 例は著明な中隔肥大のため V_5, V_6 誘導で異常 Q 波を示すことが多い．

B 拡張型心筋症（Dilated Cardiomyopathy：DCM）

1. DCM とは

心筋が変性・線維化をきたしたために左室収縮能不全を起こし，左室が著明に拡大したものである．多くは原因不明の特発性であるが，20〜30%の例は遺伝子異常と考えられている．二次性のものとしてアルコール性や心筋炎によるものがある．

■**虚血性心筋症**（ischemic cardiomyopathy）
心筋梗塞を繰り返した結果として DCM のようになったもので，DCM とは別に扱う．CMCAD（cardiomyopathic syndrome due to coronary artery disease）と呼ぶこともある．心エコー図では局所壁運動異常を示すが，DCM でも示すことが多いために鑑別困難である．

2. 心電図所見

著明な左室拡大のために胸部誘導では左室が電極に近づき，QRS 波（特に RV$_6$）は高電位となり，**左室肥大所見**さらに**左室拡大所見**を示すことが多い．一方，肢誘導では心筋の変性・線維化を反映し，**低電位差**となる．ST-T 異常はほとんどの例に認められ，**異常 Q 波**や**R 波増高不良**（poor R-wave progression）も時々認める．**左房負荷所見**や心房細動を示すことも多い．

II. 疾患各論

a) 左室肥大所見（LVH）

著明な左室拡大のために，70%の例では胸部誘導にて左室肥大所見（$SV_1 + RV_5$ or $RV_6 > 35mm$ または RV_5 or $RV_6 > 26mm$）を示す。しかし肢誘導では心筋の変性・線維化を反映してむしろ低電位になり，肢誘導のcriteriaを満たすことは稀である。

b) 左室拡大所見（LV dilatation）

著明な左室拡大に伴って左室は V_6 誘導に近づき，V_6 のQRS波（特にR波）が高電位となる。$RV_6 > RV_5$ または QRS波総電位 $V_6 > V_5$ の時に左室拡大とし，DCM例の25%に認められる（図2-9参照）。

■左室拡大の診断基準
1） 左室肥大診断基準
   $SV_1 + RV_5$ or $RV_6 > 35mm$ または RV_5 or $RV_6 > 26mm$
2） $RV_6 > RV_5$ または QRS波総電位（total voltage）$V_6 > V_5$
   1）かつ2）⇒ **左室拡大（LV dilatation）**

c) 肢誘導の低電位差（low voltage in limb leads）

肢誘導 I, II, III すべてで QRS波総電位が5mm未満の時に低電位差というが，健常例にも認められ，特異性に欠ける。しかしDCMでは著明な左室拡大のために胸部誘導では高電位（特に RV_6）となるが，左室と電極の距離に左右されない肢誘導では心筋の変性・線維化を反映してむしろ低電位になる。

DCMは胸部誘導 RV_6 の高電位，肢誘導 RI, RII, RIII の低電位という相反する2つの特徴をもち，RV_6 と RI, RII, RIII の最大値（Rmax）の比 RV_6/Rmax が3以上はDCMに特徴的所見である。この心電図所見は高血圧症や弁膜症に伴う左室肥大およびHCMとの鑑別にも有用である（例5-2）。

d) 異常Q波（abnormal Q wave）

15%の例に異常Q波を認め，胸部誘導 V_1 に多い。**R波増高不良**(poor R-wave progression)（V_3 誘導のR波高 $\leq 1.5mm$）を示すことも多い。

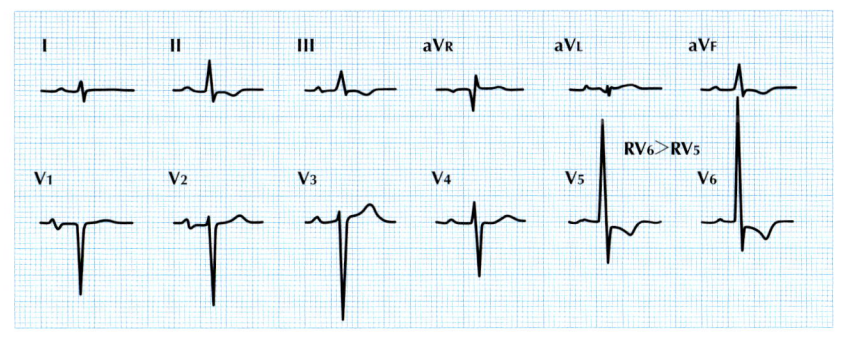

心筋症 5

例 5-2　DCM 例
肢誘導は比較的低電位だが，胸部誘導 RV_6 は高電位であり，RV_6 と RI，RII，RIII の最大値（Rmax）の比 $RV_6/Rmax$ は 3 以上となっている．$RV_6>RV5$ の左室拡大所見も認める．

e）ST-T 異常

ほとんどの例で ST 低下や T 波の平坦化・陰性化を認めるが，HCM とは異なり，典型的な strain pattern は稀である．

f）左房負荷所見（LA overload）および心房細動（AF）

左室収縮不全に伴って左房圧上昇をきたし，左房負荷所見を伴うことが多い．II 誘導の P 波幅≧0.12 秒（3mm）もしくは V_1 誘導の P 波陰性部分の面積≧$1mm^2$ または幅≧0.06 秒（1.5mm）の時，左房負荷とする．左房拡大とともに AF を併発し，20％の例で AF を認める．

g）左脚ブロック（LBBB）

20％の例では LBBB［胸部 V_1 誘導で幅広い S 波，V_6 誘導で M 型 QRS 波形かつ QRS 幅＞0.10 秒（2.5mm）］を認める（図 2-6 参照）．

■心電図による DCM と CMCAD の鑑別

DCM でも異常 Q 波を示すが，II，III，aV_F，V_2〜V_4 の異常 Q 波は CMCAD を示唆する．CMCAD では心尖部は梗塞のことが多いため，RV_6 は比較的低電位になる．そのため RV_6≧15mm は DCM を，RV_6＜15mm は CMCAD を示唆し，さらに $RV_6/Rmax$≧3 の所見は DCM を示唆する．

II. 疾患各論

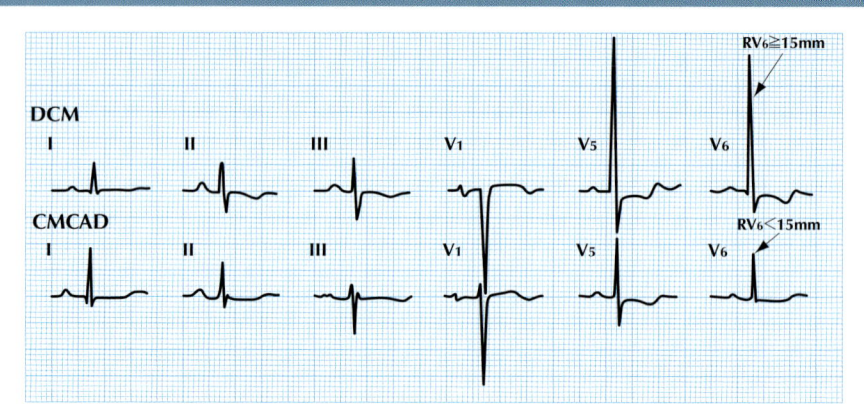

例 5-3　DCM と CMCAD の鑑別

DCM 例は $RV_6 \geq 15mm$ だが，CMCAD 例では $<15mm$ である．DCM 例は RV_6 と RI，RII，RIII の最大値（Rmax）の比 $RV_6/Rmax$ は 3 以上となっている．

■拡張型心筋症（DCM）の心電図所見の Key Points

　著明な左室拡大のため胸部 V_6 誘導で左室が電極に近づき，RV_6 が高電位となり，左室肥大所見さらに左室拡大所見を示すことが多い．
　肢誘導では心筋の変性・線維化を反映し，低電位差となる．
　ST-T 異常はほとんどの例に認め，R 波増高不良も時々認める．

1. **左室肥大所見**
   ▷ SV_1+RV_5 or $RV_6>35mm$ または RV_5 or $RV_6>26mm$
2. **左室拡大所見**
   ▷ $RV_6>RV_5$ または QRS 波総電位（total voltage）$V_6>V_5$
3. **肢誘導の低電位差**（low voltage in limb leads）
   ▷ 肢誘導 I, II, III すべてで QRS 波総電位 $<5mm$
   ▷ RV_6 と RI，RII，RIII の最大値（Rmax）の比 $RV_6/Rmax \geq 3$ 以上は DCM に特徴的．
4. **異常 Q 波**（abnormal Q wave）
   ▷ 15％の例に異常 Q 波を認め，胸部誘導 V_1 に多い．
   ▷ R 波増高不良（poor R-wave progression）（$RV_3 \leq 1.5mm$）を示すことも多い．
5. **ST-T 異常**
   ▷ ほとんどの例で ST 低下や T 波の平坦化・陰性化を認めるが，strain pattern は稀．
6. **左房負荷所見**（LA overload）**および心房細動**（AF）
7. **左脚ブロック**（LBBB）：V_1 誘導で幅広い S 波，V_6 誘導で M 型 QRS 波形
   ▷ DCM の 20％.

C 拘束型心筋症（Restrictive Cardiomyopathy：RCM）

1. RCM とは

アミロイド沈着などのために心筋が著明に堅くなり，心室が十分に拡張できなくなった状態をいう。非常に堅い左室への流入は拡張早期に急速流入して突然停止し，心臓カテーテル検査の左室圧測定では有名な"dip and plateau（$\sqrt{}$）"型波形を示す。原因としては，アミロイドーシス（amyloidosis）が最も多く，サルコイドーシスやヘモクロマトーシスは稀である。

2. amyloidosis の心電図所見

アミロイド沈着による正常心筋の置換は心筋起電力を減少させ，心電図では**低電位差**を示す。異常 Q 波や poor R-wave progression を認めることも多い。

a) 低電位差（low voltage）

アミロイドーシスが低電位差を示すことはよく知られ，最も特徴的所見である。肢誘導 I，II，III すべてで QRS 波総電位が 5mm 未満という所見は健常例にも認められ，特異性に欠ける。しかし胸部全誘導で QRS 波総電位 10mm 未満は明らかに低電位差である（図 2-11 参照）。

> ■低電位差の診断基準
> 　肢誘導 I，II，III すべてで QRS 波総電位＜5mm
> 　　　⇒**低電位差**（low voltage in limb leads）
> 　胸部全誘導で QRS 波総電位 ＜10mm
> 　　　⇒**低電位差**（low voltage in precordial leads）

b) 異常 Q 波（abnormal Q wave）

80％の例では異常 Q 波(特に右側胸部誘導)もしくは **R 波増高不良**（poor R-wave progression）（V_3 誘導の R 波高≦1.5mm）を認める。

c) 心房細動（AF）：

30％の例で AF を併発する。

II. 疾患各論

> **■拘束型心筋症（アミロイドーシス）の心電図所見の Key Points**
> アミロイド沈着による正常心筋の置換は低電位差をきたす．
> 異常 Q 波や poor R-wave progression も認めることが多い．
>
> 1. **低電位差**（low voltage）
>   ▷ 肢誘導 I，II，III すべてで QRS 波総電位＜5mm
>   ▷ 胸部全誘導で QRS 波総電位＜10mm
> 2. **異常 Q 波もしくは R 波増高不良**（poor R-wave progression）
>   ▷ 80%の例で異常 Q 波（特に右側胸部誘導）または R 波増高不良（$RV_3≦1.5mm$）を示す．
> 3. **心房細動**（AF）
>   ▷ 30%の例で AF を併発する．

D　たこつぼ型心筋症（Takotsubo Cardiomyopathy）

1. たこつぼ型心筋症とは

閉経後の女性に多く，精神的・身体的ストレスを契機に突然の胸痛で発症して左室心尖部を中心とした風船状の壁運動異常をきたし，左室壁運動異常は数週間で正常化するという特徴を有する。冠動脈造影では冠動脈に狭窄を認めず，カテコラミン心筋障害や多枝冠動脈攣縮などが原因とされている。

2. 心電図所見

広範な誘導で ST 上昇や陰性 T 波といった急性心筋梗塞（AMI）に類似の所見を示す。そのため AMI との鑑別には冠動脈造影を必要とすることが多い。

a）ST 上昇（ST elevation）

J 点にて肢誘導で 1mm，胸部誘導で 2mm 以上の ST 上昇を異常とする。たこつぼ型心筋症では主に胸部誘導 V_4, V_5 で ST 上昇を示すが，AMI に比して ST 上昇は軽度である。また AMI とは異なり，鏡面像の ST 低下を伴うことは少ない。

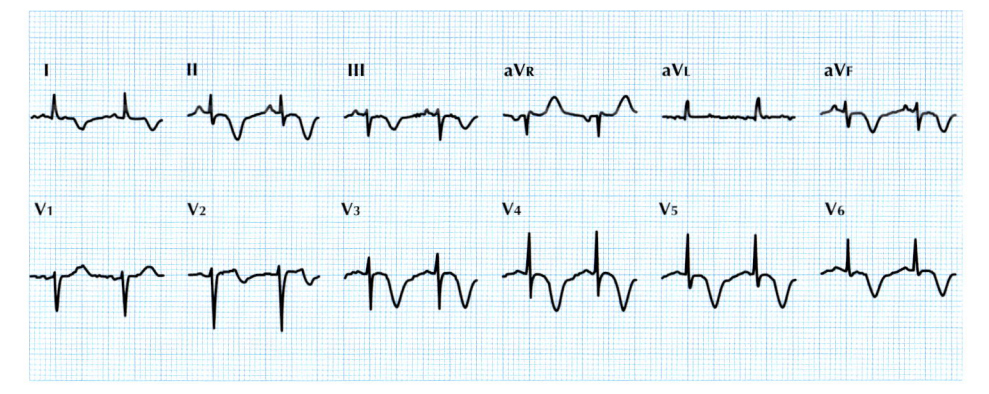

例 5-4　たこつぼ型心筋症例
胸部誘導 V_3〜V_6 と肢誘導 II, III, aV_F に著明な陰性 T 波を認めるとともに QT 延長も認めた．

b) T 波陰性化（inverted T wave）

　　正常では肢誘導 I, II および胸部誘導 V_3〜V_6 で上向きであるが，これらの誘導で下向きの時に T 波陰性化とする。たこつぼ型心筋症では著明な陰性 T 波とともに，QT 延長を示すことが多い。

II. 疾患各論

Congenital Heart Disease（CHD）

6 先天性心疾患

A 心房中隔欠損症（Atrial Septal Defect：ASD）

1. ASDとは

　　　　心房中隔に欠損孔があるために心房レベルで左→右シャントが起こる。シャント分の血流は左房→右房→右室→肺動脈→左房とぐるぐる回り，左房と右房，右室で容量負荷となり，その結果として左房と右房および右室の拡大をきたす。しかし比較的無症状のことが多く，成人になって初めて診断されることが多い。

2. 分　類

　　　　欠損孔の位置より，次のように分類される。
1. **二次孔欠損**（secundum defect）：最も多い（70%）。欠損孔は卵円孔の位置に相当する。
2. **静脈洞欠損**（sinus venosus defect）：ASDの15%。欠損孔は上大静脈との合流部に位置し，部分肺静脈還流異常を合併することが多い。
3. **一次孔欠損**（primum defect）：ASDの15%。心室中隔まで欠損が及ぶことが多く，心内膜床欠損症（endocardial cushion defect：ECD）とも呼ばれる。僧帽弁前尖に裂隙をきたし，僧帽弁閉鎖不全症を併発しやすい。

3. 心電図所見

　　　　右室容量負荷（RV volume overload）に伴って右室は拡大し，拡大した右室のために右脚は引っ張られ，**不完全右脚ブロック**を示すことが多い。右房負荷のためにV_1〜V_3誘導で高く尖ったP波（**先天性P波**）を示す。電気軸は二次孔欠損では**右軸偏位**（RAD），一次孔欠損では**左軸偏位**（LAD）になる。

先天性心疾患　6

a) 不完全右脚ブロック（incomplete RBBB）

90%の例では右室容量負荷に伴う右室拡大のために不完全右脚ブロックを示し，図2-6に示したように胸部V_1誘導でM型QRS波形，V_6誘導で幅広いS波を示す。しかし完全右脚ブロックは稀で，ほとんどがQRS幅0.10〜0.12秒の不完全右脚ブロックである。

b) 電気軸異常

最も多い二次孔欠損と静脈洞欠損では**右軸偏位**（電気軸＋90°〜＋180°）を示すが，一次孔欠損では**左軸偏位**（電気軸−90°〜0°）を示す。I誘導でR波高＜S波高かつaV$_F$誘導でR波高＞S波高の時に右軸偏位とし，I誘導でR波高＞S波高かつaV$_F$誘導でR波高＜S波高の時に左軸偏位とする。

■ポイント
　健常人でも数％に右脚ブロックを認めるが，電気軸は正常のことが多い．右軸偏位を伴った右脚ブロックを認めたら，ASDもしくは僧帽弁狭窄症（MS）を疑って心エコー図検査を行う．

c) 先天性P波（P-congenitale）

右房負荷に伴って胸部誘導V_1〜V_3で高く尖ったP波を示すことが多い。成人では心房細動（AF）を併発してくることも多い。

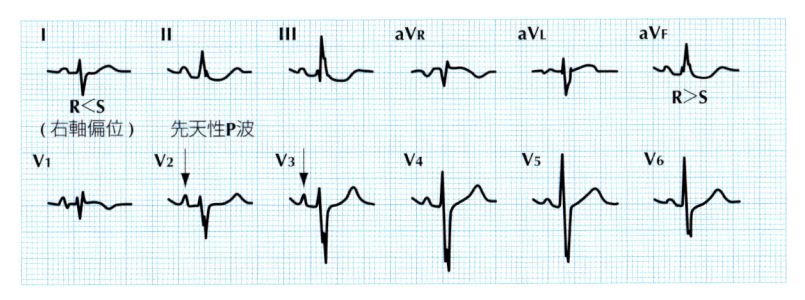

例6-1　心房中隔欠損症（二次孔欠損）
不完全右脚ブロックおよび右軸偏位を示している．V_2，V_3誘導では尖った先天性P波を認める．

II. 疾患各論

d) 1度房室ブロック

二次孔欠損でも認められるが，一次孔欠損に多い。PQ 間隔が 0.20 秒（5mm）を超える時に 1 度房室ブロックとする。

■心房中隔欠損症（ASD）の心電図所見の Key Points

右室容量負荷に伴って右室は拡大し，不完全右脚ブロックを示す．
右房負荷のため V_1～V_3 誘導で高く尖った P 波（先天性 P 波）を示す．
電気軸は二次孔欠損では右軸偏位（RAD），一次孔欠損は左軸偏位（LAD）になる．

1. **不完全右脚ブロック（incomplete RBBB）**
   ▷ V_1 誘導で M 型 QRS 波形（QRS 幅 0.10～0.12 秒），V_6 で幅広い S 波．
   ▷ 90％の例で不完全右脚ブロックを示す．
2. **電気軸異常**
   ▷ 二次孔欠損と静脈洞欠損では右軸偏位（I 誘導で R 波高＜S 波高かつ aV$_F$ 誘導で R 波高＞S 波高）．
   ▷ 一次孔欠損では左軸偏位（I 誘導で R 波高＞S 波高かつ aV$_F$ 誘導で R 波高＜S 波高）．
3. **先天性 P 波**：胸部誘導 V_1～V_3 で高く尖った P 波
   ▷ 成人では心房細動（AF）を併発してくることも多い．
4. **1 度房室ブロック**：PQ 間隔＞0.20 秒（5mm）
   ▷ 二次孔欠損にも認めるが，一次孔欠損に多い．

B 心室中隔欠損症（Ventricular Septal Defect：VSD）

1. VSD とは

心室中隔に欠損孔があるために心室レベルで左→右シャントが起こる。シャント分の血流は左室→右室→肺動脈→左房→左室へとぐるぐる回り，左室，左房と右室の容量負荷となり，左室，左房と右室の拡大をきたす。容量負荷の程度は欠損孔の大きさに強く影響され，小さな欠損ではほとんど容量負荷をきたさないが，大きな欠損では著明な左→右シャントをきたし，次第に肺高血圧症を合併して Eisenmenger 症候群になる。多くの VSD は心雑音のために小児期に診断され，成人までに手術されることが多い。

6 先天性心疾患

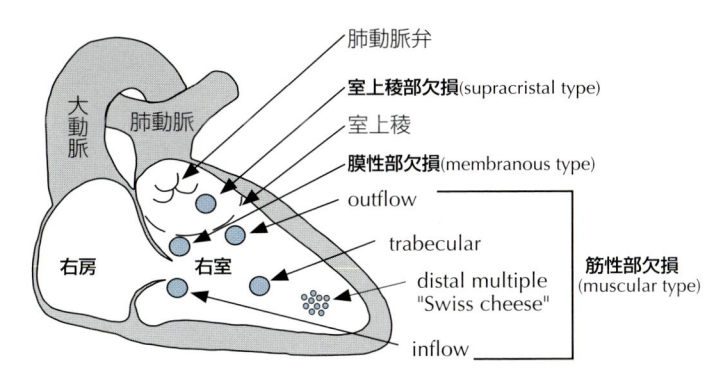

図 6-1 心室中隔欠損症の分類

2. 分類

欠損孔の位置より，以下のように分類される（図 6-1）。

1. **室上稜部欠損**（supracristal type）：VSD の 5%。大動脈弁閉鎖不全を合併しやすい。
2. **膜性部欠損**（membranous type）：最も多い（75%）。多くは筋性部まで欠損が及ぶため perimembranous type ということも多い。
3. **筋性部欠損**（muscular type）：VSD の 20%。筋性部欠損をさらに outflow, trabecular, inflow, distal multiple "Swiss cheese"に分けることもある。

3. 心電図所見

欠損孔の大きさが容量負荷の程度を大きく左右し，心電図所見も異なる。

1. 小さな VSD では容量負荷をきたさず，心電図は正常のことが多い。
2. 中等度以上の VSD では容量負荷に伴って左室拡大および右室拡大をきたす。胸部全誘導で QRS 波は高電位となり，V_2〜V_4 誘導で高い R 波と深い S 波から成る RS パターン（**Katz-Wachtel 現象**）を示すとされる。同時に II 誘導の P 波幅≧0.12 秒（3mm）の左房負荷も示すことが多い。しかしながら中等度以上の VSD を成人でみるのは稀である。

II. 疾患各論

C 右胸心（Dextrocardia）

1. 右胸心とは

右胸心は**内臓逆位症**と呼ばれ，心臓が体の左側でなく右側に位置するものである．小児期に健康診断などで診断され，心電図検査の時には本人から"私の心臓は右側です"と告げられることも多い．

2. 心電図所見

心電図は特徴的であるが，右手と左手の電極付け間違いとの鑑別を要する．

1. 肢誘導Ⅰ，aV_LでP波，QRS波，T波ともすべて逆転．
2. 胸部誘導V_1からV_6に向うに従ってP波，QRS波，T波の電位が減少する．
3. V_3〜V_6誘導の代わりに右側胸部誘導V_3R〜V_6Rを記録すると，正常のV_3〜V_6でみられる心電図波形が得られる．

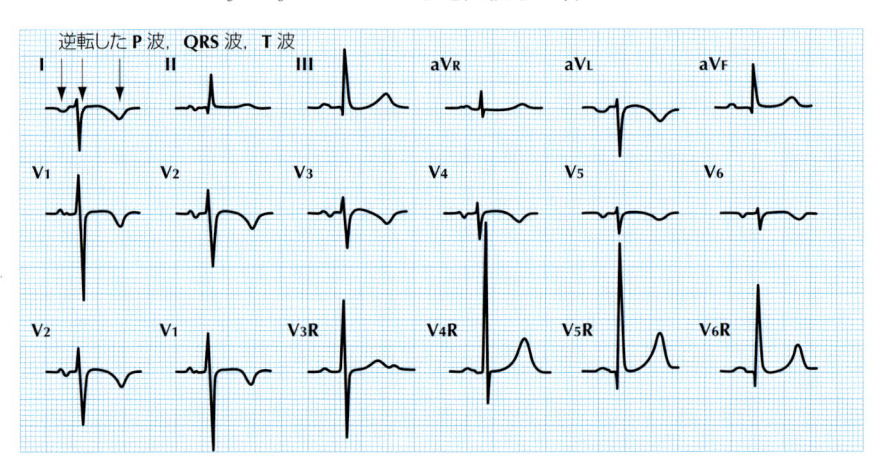

例6-2 右胸心
肢誘導Ⅰ，aV_LではP波，QRS波，T波ともすべて逆転し，胸部誘導V_1からV_6に向かうに従ってすべて電位が減少．V_3R〜V_6Rを記録すると，下段のように正常のQRS波形が得られる．

> ■ポイント
> 右手と左手の電極付け間違いでも肢誘導Ⅰ，aV_LでP波，QRS波，T波ともに逆転するが(例1-4参照)，右胸心とは異なり胸部誘導の心電図波形は正常である．

心膜疾患 7

Pericardial Disease

7 心膜疾患

A 急性心膜炎・心筋炎（Acute Pericarditis／Myocarditis）

1. 急性心膜炎とは

　　心臓は心外膜と心嚢膜の2枚の膜に包まれている。急性心膜炎では特発性もしくはウイルス感染によってこれらの心膜に炎症を起こす。感冒様症状から数日して胸痛で発症することが多く，急性心筋梗塞との鑑別を要する。

　　胸痛と発熱を訴えるとともに心膜摩擦音（friction rub）の聴取が診断上重要である。心外膜下の心筋にも炎症をきたし，心筋炎を合併することもある。心膜炎の多くは良好な経過をたどるが，心筋炎合併例の中には急激な経過で体外循環を必要とする劇症型心筋炎があることは注意を要する。

2. 心電図所見

　　急性心筋梗塞（AMI）と同様に胸痛とともに **ST 上昇** を示すため鑑別が問題となる。しかし急性心膜炎の ST 上昇は T 波へ移行する ST 部分のカーブが**上に凹型**で，鏡像となる ST 低下を示さず，異常 Q 波も認めない。心筋炎の多くは心膜炎を合併するが，心膜炎を合併しない急性心筋炎では非特異的 ST-T 異常のみのことが多い。

a) ST 上昇（ST elevation）

　　J 点にて肢誘導で 1mm，胸部誘導で 2mm 以上の ST 上昇を異常とする。心膜炎では心外膜下の心筋に炎症をきたすため，aVR 誘導（ときに V_1）を除くほぼ全誘導で ST 上昇を示す。心膜炎の ST 上昇は ST 部分が上に凹型で，鏡像（mirror image）の ST 低下を伴わない。

II. 疾患各論

■ST 上昇をきたす疾患の鑑別

　急性心膜炎と鑑別すべきものに，AMI と**早期再分極**（early repolarization）がある．AMI の ST 上昇は ST 部分が上に凸型で鏡像となる ST 低下を伴い，時間とともに異常 Q 波を示す．健常人でも V_2〜V_5 誘導に ST 上昇を示し，早期再分極と呼ぶ．心膜炎と同様に凹型 ST 上昇で鏡像の ST 低下も示さないが，肢誘導には ST 上昇を認めない．

■ST 上昇の診断基準
1) J 点で 2mm 以上（肢誘導では 1mm）
2) 水平型または上行型 ST 上昇
　　1) かつ 2) ⇒**ST 上昇**（ST elevation）

▷ST 上昇（+）において
　凸型 ST 上昇および鏡像となる ST 低下，経過により異常 Q 波
　　　　⇒**急性心筋梗塞**（AMI）
　肢誘導（aV_R を除く）および胸部誘導の凹型 ST 上昇
　　　　⇒**急性心膜炎**（acute pericarditis）
　胸部誘導に限局した凹型 ST 上昇
　　　　⇒**早期再分極**（early repolarization）

b) T 波陰性化（inverted T wave）

　1 週間程して ST 上昇は基線まで回復し，その後に T 波は陰性化する．正常では肢誘導 I，II および胸部誘導 V_3〜V_6 で上向きだが，これらの誘導で下向きの時に T 波陰性化とする．

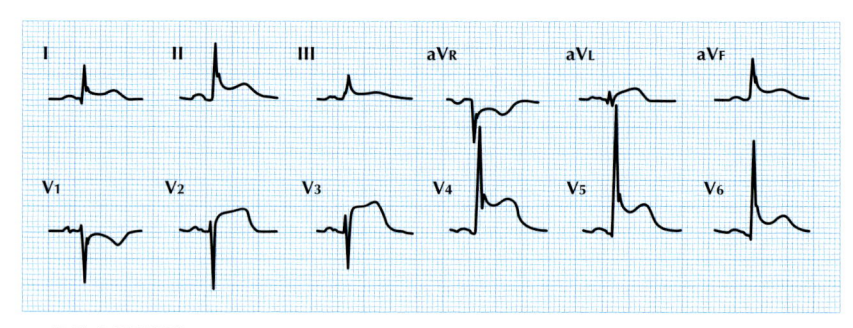

例 7-1　急性心膜炎例
aV_R を除く全肢誘導および V_2〜V_6 誘導にて凹型の ST 上昇を認める．

心膜疾患 7

> ■急性心膜炎の心電図所見の Key Points
>
> 急性心膜炎は感冒様症状から数日して胸痛で発症し，AMI との鑑別を要する．
> ほぼ全誘導で凹型 ST 上昇を示し，鏡像の ST 低下や異常 Q 波は伴わない．
> 心筋炎の多くは心膜炎を合併するが，心膜炎を合併しない心筋炎では非特異的 ST-T 異常のみのことが多い．
>
> 1. **ST 上昇**（ST elevation）：J 点で≧2mm（肢誘導では≧1mm）
>   ▷ aVR 誘導（ときに V$_1$）を除くほぼ全誘導で ST 上昇を示す．
>   ▷ 上に凹型 ST 上昇を示し，鏡像の ST 低下や異常 Q 波は伴わない．
> 2. **T 波陰性化**（inverted T wave）：I, II もしくは V$_3$〜V$_6$ 誘導で下向き T 波
>   ▷ 1 週間で ST 上昇は回復し，その後に T 波は陰性化する．

B 心嚢液貯留（Pericardial Effusion）

1. 心嚢液とは

心臓には心外膜（epicardium）と心嚢膜（pericardium）の間に正常でも 20〜50mL の心嚢液が存在して潤滑油の役目をしている。この心嚢液が病的に増える原因として，腫瘍（肺癌などの転移），感染（ウイルス，結核，細菌），膠原病や特発性などがあり，大量貯留の原因としては転移性腫瘍が多い。

2. 心電図所見

心臓を大量の心嚢液が取り囲むと，**低電位差**を示すようになる。さらに大量に貯留すると**電気的交互脈**を認める。

a) 低電位差（low voltage）

心臓を大量の心嚢液が取り囲むと，低電位差を示すことはよく知られている。肢誘導 I, II, III すべてで QRS 波総電位 5mm 未満の所見は多く認められるが，特異性に欠ける。胸部全誘導で QRS 波総電位 10mm 未満であれば明らかに低電位差である（図 2-11 参照）。しかし低電位差はアミロイドーシス，甲状腺機能低下症や肺気腫でも認められる。

103

II. 疾患各論

> ■低電位差の診断基準
> 肢誘導 I, II, III すべてで QRS 波総電位 ＜5mm
> 　　　⇒**低電位差**（low voltage in limb leads）
> 胸部全誘導で QRS 波総電位＜10mm
> 　　　⇒**低電位差**（low voltage in precordial leads）

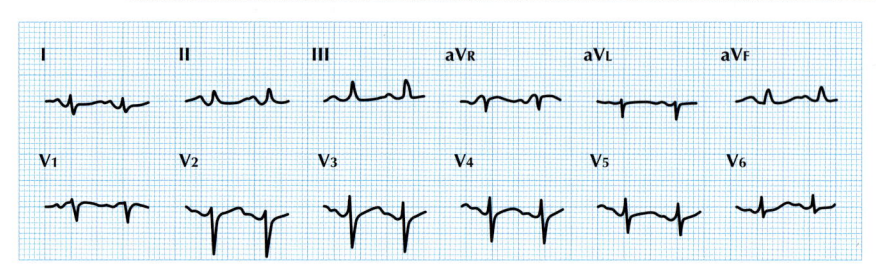

例 7-2　多量の心嚢液貯留例
胸部全誘導で QRS 総電位＜10mm と明らかに低電位差である．

b) 電気的交互脈（electrical alternans）

　さらに大量に心嚢液が貯留すると，心嚢液の中を心臓が泳ぐような振子様運動（swing heart）をきたす．過度の動きにより QRS 波の電位（ときに P 波も）が高低を交互に繰り返す**電気的交互脈**を示すようになる．電気的交互脈は比較的稀であるが，大量心嚢液貯留に特徴的な所見である．

C　収縮性心膜炎（Constrictive Pericarditis）

1. 収縮性心膜炎とは

　炎症や腫瘍などによる心膜炎の結果として心膜の肥厚，癒着や石灰化をきたし，心臓の拡張障害を示すようになったものである．収縮性心膜炎では心臓外科術後が 30% と多いが，特発性（25%）や心膜炎後（15%）も比較的多い．心臓カテーテル検査の心室内圧測定では有名な "dip and plateau（√）" 型波形を示す．

2. 心電図所見

　ほとんどの例に **T 波の平坦化・陰性化**を認め，60% の例では肢誘導で低電位差を示すとされるが，非特異的な所見のみである．30% の例では心房細動を合併する．

8 肺性心

Cor Pulmonale

A 肺塞栓症（Pulmonary Embolism：PE）

1. 肺塞栓症とは

静脈血中に入った血栓や脂肪塊，腫瘍細胞などが肺動脈を閉塞し急に呼吸困難をきたした状態を肺塞栓症という。90%以上の例で塞栓源は下肢もしくは骨盤の深部静脈血栓に由来し，長期臥床，術後（特に整形外科や産婦人科領域），骨折や悪性腫瘍が誘因になる。肺塞栓症は突然の呼吸困難と低酸素血症を認めることが多いが，胸痛，失神やショックで来院することもある。低酸素血症にもかかわらず胸部 X 線上肺野に異常がない時に疑い，肺血流シンチもしくは肺動脈造影 CT にて診断される。

2. 心電図所見

肢誘導 I の深い S 波と III 誘導の Q 波という SIQIII パターンが特徴的とされるが，急性の右室圧負荷を反映して右側胸部誘導 V_1〜V_3 の陰性 T 波や右脚ブロックを認めることが多い。しかし 15%の例では心電図上異常を認めず，心電図では突然の呼吸困難にもかかわらず急性心筋梗塞（AMI）の所見がないことをみるのが重要となる。

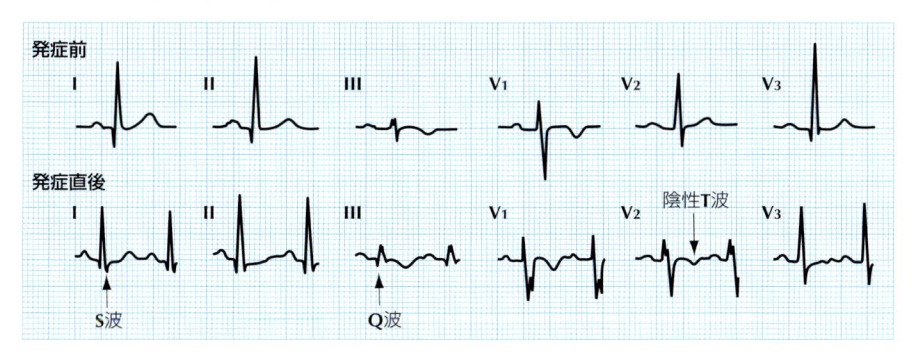

例 8-1　肺塞栓症例
発症前と比較すると，SIQIII パターンを認めるとともに V_1，V_2 誘導で陰性 T 波を認める．

II. 疾患各論

　肺塞栓症では心電図異常が軽度かつ非特異的のことが多いが，時間とともに変化するのが大きな特徴である．来院時だけでなく数時間後，翌日にも心電図を記録すると経時的変化を認めることが多い．

a) SIQIII パターン

　肢誘導 I の深い S 波（>1.5mm）とともに III 誘導に Q 波を認める SIQIII パターンが特徴的とされるが，15%の例で認めるのみである．III 誘導では陰性 T 波を伴うことが多く，時に III 誘導で ST 上昇，I 誘導で ST 低下を認めるために下壁梗塞と間違えやすい．しかし下壁梗塞とは異なり，II 誘導の Q 波や陰性 T 波は稀である．

b) T 波陰性化（inverted T wave）

　急性の右室圧負荷（RV pressure overload）を反映して肢誘導 III, aVF および右側胸部誘導 V_1〜V_3 に T 波陰性化を認めることが多い．V_1〜V_3 誘導の T 波陰性化のために前壁中隔梗塞と間違えやすいも要注意である．

　右室肥大 voltage criteria を満たすことは稀だが，ときに不完全右脚ブロックを伴う．

■肺塞栓症（PE）の心電図所見の Key Points

　SIQIII パターンが特徴的とされるが，急性の右室圧負荷にて V_1〜V_3 誘導の陰性 T 波や右脚ブロックを示すことが多い．
　心電図では突然の呼吸困難にもかかわらず AMI の所見がないことをみるのが重要．

1. **SIQIII パターン**：肢誘導 I の深い S 波と III 誘導に Q 波
   ▷ 特徴的所見だが 15%の例で認めるのみ．
   ▷ 下壁梗塞と間違えやすいが，II 誘導の Q 波や陰性 T 波は稀．
2. **T 波陰性化（inverted T wave）**
   ▷ 肢誘導 III, aVF および右側胸部誘導 V_1〜V_3 に T 波陰性化を認めることが多い．

肺性心 8

B 慢性閉塞性肺疾患（Chronic Obstructive Pulmonary Disease：COPD）

1. COPD とは

肺気腫（emphysema）と慢性気管支炎を合わせて慢性閉塞性肺疾患（COPD）とし，肺気腫は肺がビア樽状になる一般的な病気である。慢性肺疾患による肺高血圧のために右室圧負荷から右室肥大をきたしたものを**慢性肺性心**といい，多くは肺気腫による。しかし肺気腫の中で肺性心を併発するのは数%である。

2. 心電図所見

肺気腫では心臓が垂直位となり，**時計方向回転**（clockwise rotation）と**右軸偏位**（RAD）を示すことが多い。またビア樽状肺のために電気を伝えにくく，**低電位差**となりやすい。肺高血圧症を伴うと，**肺性 P 波**（P-pulmonale）とともに肢誘導 II, III, aV_F や胸部誘導 V_1〜V_3 に ST 低下や T 波陰性化を示すことが多い。

a）電気軸・回転の異常

心臓が垂直位になり，電気軸 +90°〜+180°の右軸偏位（I 誘導で R 波高＜S 波高かつ aV_F 誘導で R 波高＞S 波高）を示すことが多い。肺気腫はやせた体型に多く，心臓が垂直位よりさらに後ろ向きになると，−90°の著明な左軸偏位（I 誘導で R 波高＞S 波高かつ II 誘導で R 波高＜S 波高）を示すこともある。

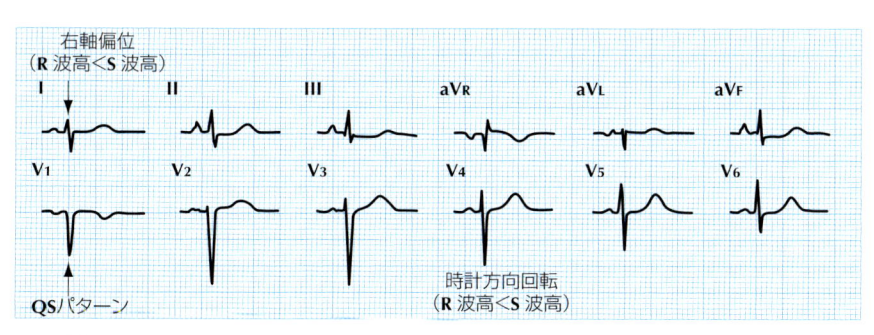

例 8-2　肺気腫例
右軸偏位とともに時計方向回転を認め，V_1 誘導では QS パターンになっている．肢誘導では QRS 波が低電位傾向にある．

II. 疾患各論

時計方向回転（V_4 で R 波高＜S 波高）を多く示すが，時計方向回転が著明な例では胸部誘導 V_1 で QS パターンとなったり，R 波増高不良（poor R-wave progression）（$RV_3 \leq 1.5mm$）となり，前壁中隔梗塞と鑑別困難なことがある。

b）低電位差（low voltage）

肢誘導 I，II，III すべてで QRS 波総電位（total voltage）5mm 未満の時に低電位差とし，肺気腫例ではよく認められる。特に I 誘導で低電位となる。胸部全誘導で QRS 波総電位 10mm 未満の基準を満たすことは少ないが，ビア樽状肺のために V_5，V_6 誘導では低電位となりやすい。

c）肺高血圧症に伴う所見

肺高血圧症に伴って右房負荷をきたし，**肺性 P 波**（肢誘導 II で P 波の高さ $\geq 2.5mm$）を示すことが多い（例 2-8 参照）。しかし肺気腫の中で肺性心の併発は数％であるだけでなく，ビア樽状肺のために右室肥大 voltage criteria を満たすことは非常に少ない。肺高血圧症に伴って，より右軸偏位になるとともに II，III，aV_F や右側胸部誘導 $V_1 \sim V_3$ に ST 低下や T 波陰性化を示すことが多い。ときに不完全右脚ブロックを伴う。

■慢性閉塞性肺疾患（COPD）の心電図所見の Key Points

肺気腫では心臓が垂直位となり，時計方向回転と右軸偏位を示す．
ビア樽状肺のために低電位差となりやすい．
肺高血圧症を伴うと肺性 P 波を示すことが多い．

1. **電気軸・回転の異常**
   ▷ 右軸偏位（I 誘導で R 波高＜S 波高かつ aV_F 誘導で R 波高＞S 波高）
   ▷ 時計方向回転（V_4 で R 波高＜S 波高）
   ▷ V_1 誘導で QS パターンや R 波増高不良（$RV_3 \leq 1.5mm$）を示すこともある．
2. **低電位差**（low voltage）：肢誘導 I，II，III すべてで QRS 波総電位＜5mm
   ▷ 胸部誘導で低電位差の基準を満たすことは少ない．
3. **肺性 P 波**（P-pulmonale）：肢誘導 II で P 波の高さ $\geq 2.5mm$
   ▷ 右室肥大 voltage criteria を満たすことは稀．
   ▷ II，III，aV_F や $V_1 \sim V_3$ 誘導で S，T 低下や T 波陰性化を示すことが多い．

肺性心 8

C 原発性肺高血圧症（Primary Pulmonary Hypertension：PPH）

1. PPHとは

原因不明の肺血管の異常によって著明な肺高血圧を生じ，多くは20〜40歳の女性に労作時呼吸困難や失神発作をきたす稀な疾患である。

2. 心電図所見（例2-17参照）

著明な肺高血圧に伴う右室圧負荷(RV pressure overload)のために右室肥大をきたす。心電図では典型的な**右室肥大所見**を示すことが多い。

a）右室肥大 voltage criteria

著明な肺高血圧に伴う右室圧負荷のために右室肥大をきたし，右室肥大 voltage criteria を示すことが多い。胸部右側誘導 V_1 では R 波が増高して R/S 比は増大し，$R/SV_1>1$ かつ $RV_1>7mm$ または RV_1+SV_5 or $SV_6>11mm$ を満たす時に右室肥大とする。V_6 誘導では S 波が深くなり，$R/SV_6<1$ となる（図 2-10 参照）。

■**右室肥大の診断基準**
1) $RV_1>7mm$ または RV_1+SV_5 or $SV_6>11mm$
2) $R/SV_1>1$
3) $R/SV_6<1$
　　1)〜3)のすべてを満たす⇒**右室肥大**

■**心電図による右室圧の推測**
V_1 誘導の QRS 波形より右室圧を推測しうる．qR 型波形では左室圧より右室圧が高く，PPH で認めることが多い．R 型または rR 型では右室圧は左室圧にほぼ等しいとされる．

b）右室肥大の二次的所見

1. **ST-T異常**：胸部右側誘導 V_1，V_2 にて上方に凸型の ST 下降から陰性 T 波へ移行する strain pattern を示すことが多い。
2. **右房負荷所見**（RA overload）：肺高血圧に伴い右室圧負荷とともに右房負荷をきたし，**肺性P波**（肢誘導 II で P 波の高さ≧2.5mm）を示す。

3. **右軸偏位（RAD）**：右室肥大に伴って右軸偏位（電気軸＋90°〜＋180°）を示す。I誘導でR波高＜S波高かつaVF誘導でR波高＞S波高の時，右軸偏位とする。

■原発性肺高血圧症（PPH）の心電図所見のKey Points

著明な肺高血圧に伴う右室圧負荷のために，右室肥大所見を示すことが多い．

1. **右室肥大所見**
  ▷ RV_1＞7mm または RV_1+SV_5 or SV_6＞11mm，R/SV_1＞1，R/SV_6＜1
  ▷ V_1，V_2 誘導で strain pattern の ST-T 異常を示すことが多い．
2. **肺性P波（P-pulmonale）**：肢誘導IIでP波の高さ≧2.5mm
3. **右軸偏位**：I誘導でR波高＜S波高かつaVF誘導でR波高＞S波高

newLearners'
Technical guide to the Electrocardiogram

III. 負荷心電図
Excercise Testing

III. 負荷心電図

Exercise Testing

9 運動負荷試験

A トレッドミル運動負荷試験

1. 運動負荷試験とは

　　　運動負荷試験は狭心症の診断（特に労作性狭心症）には不可欠な検査である。心筋酸素需要量は心拍数に比例して増加するため，多段階運動負荷により心拍数を次第に上昇させて心筋虚血を誘発する。
　　　負荷法にはベルト上を走る**トレッドミル**（treadmill）と自転車のペダルを踏むエルゴメーターがある。エルゴメーターは下肢疲労をきたしやすく，自転車に乗らない人では難しいため，トレッドミルの方が一般的である。

2. プロトコールと運動終了基準

a) プロトコール（表9-1）

　　　トレッドミルによる多段階運動負荷法では **Bruceのプロトコール**が最も一般的である。3分毎にベルトの速度と傾斜が増加する。負荷量増加の程度は比較的急速である。
　　　急性心筋梗塞（AMI）例では退院前に運動負荷試験を行うが，その際はlow gradeの運動負荷，すなわち予測最大心拍数の70％もしくは運動負荷5METsの時点で終了とする。そのため **Sheffieldのプロトコール**を用いることが多い。
　　　高齢者や運動耐容能が低い例では **Naughtonのプロトコール**を用いる。
　　　一般に，6〜12分程度で運動負荷が終了するようなプロトコールを選択するのがよい。

9 運動負荷試験

表9-1 トレッドミル運動負荷試験のプロトコール

Bruce Protocol			
Stage	ベルトの速度（km/時）	傾斜（％）	時間（分）	METs
1	2.7	10	3	5
2	4.0	12	3	7
3	5.4	14	3	10
4	6.7	16	3	13
5	8.0	18	3	16
6	8.8	20	3	―
7	9.6	22	3	―

Sheffield Protocol（low grade）			
Stage	ベルトの速度（km/時）	傾斜（％）	時間（分）	METs
1	2.7	0	3	2
2	2.7	5	3	3.5
3	2.7	10	3	5

Naughton Protocol（low grade）			
Stage	ベルトの速度（km/時）	傾斜（％）	時間（分）	METs
1	3.2	0	2	2
2	3.2	3.5	2	3
3	3.2	7	2	4
4	3.2	11	2	5
5	3.2	14	2	6
6	3.2	18	2	7

b）METs

　運動負荷試験の各段階の運動量はMETsで表し，1METを安静臥位の酸素需要量3.5mL/kg/分とする。Bruceプロトコールの第1段階は5METs，第2段階は7METs，第3段階は10METsの運動に相当し，狭心症例の多くは第2から第3段階で胸痛や心電図変化をきたす。

III. 負荷心電図

表 9-2　年齢別の予測最大心拍数（predicted maximal heart rate）

年齢（歳）	20	25	30	35	40	45	50	55	60	65	70	75	80	85
予測最大心拍数（MHR）	197	195	193	191	189	187	184	182	180	178	176	174	172	170
90% of MHR	177	176	174	172	170	168	166	164	162	160	158	157	155	153
85% of MHR	167	166	164	162	161	159	156	155	153	151	150	148	146	144

c）運動終了基準

目標心拍数は表 9-2 のように年齢別の**予測最大心拍数の 85%**（または 90%）とする（submaximum exercise test）。予測最大心拍数まで到達させるのと比べても診断精度に差がないとされるからである。

目標心拍数以外の終了基準（end point）として，**3mm を超す ST 変化**や**収縮期血圧 240mmHg 以上**がある。胸痛や呼吸困難，下肢疲労などによる被検者からの終了リクエストも終了理由になる。

■血圧について
1) トレッドミルでは前方または両側の手すりを掴まりながらベルト上を走るので，運動中は腕に力が入って血圧が測定しにくかったり，実際より高く測定されやすい．血圧上昇にて運動終了とする際には，カフを巻いた腕にあまり力を入れず少し腕を伸ばして再度血圧をチェックしてみる．
2) 降圧薬を服用している高血圧例では，心拍数上昇を抑える β 遮断薬は検査当日中止とするが，それ以外の降圧薬は検査当日も服用する．すべての降圧薬を中止すれば運動中に著明な高血圧となり運動を中断せざるを得なくなる．
3) 運動に伴い拡張期血圧はあまり変化しないが，収縮期血圧は次第に上昇し，健常人でも 200mmHg 位になる．逆に運動とともに収縮期血圧が 10mmHg 以上低下する時は，多枝病変もしくは左冠動脈主幹部病変といった重症の冠動脈疾患を示唆する．ただし不慣れな人や緊張した人では運動開始後急速に血圧は上昇し，数分して運動に慣れるとむしろ血圧は低下してくる．

3. 適　応

a）狭心症の診断

胸痛や ST-T 異常の原因として狭心症の有無を診断することは運動負荷試験の最大の目的である。いつも同程度の運動量および心拍数で再現性をもって胸痛と ST 変化をきたすのが労作性狭心症の特徴である。他の原因の胸痛では必ずしも同程度の運動で胸痛を示さない。

図 9-1 に示すように，狭心症例では ST 低下の出現後に胸痛を自覚し，運動終了後胸痛が消失してしばらくしてから ST 低下は消失することが多い。

運動負荷試験の診断感度と特異度は 80％前後であり，さらに診断感度は 1 枝病変では 50％，2 枝病変では 70％だが 3 枝病変では 90％になる。

b）運動耐容能（exercise capacity）

狭心症だけでなく，拡張型心筋症などの心不全例で運動耐容能を評価するのも大事な適応のひとつである。New York Heart Association（NYHA）の心機能分類と対比すると，class I は 7METs 以上，class II は 5〜6METs，class III は 2〜4METs の運動が可能な状態といえる。Bruce プロトコールで第 1 段階を最後まで運動できたら 5METs 以上すなわち class II，第 2 段階をクリアできたら 7METs 以上，すなわち class I となる。低い運動耐容能は予後不良もしくは高い心血管イベント発症率と関連するとされている。

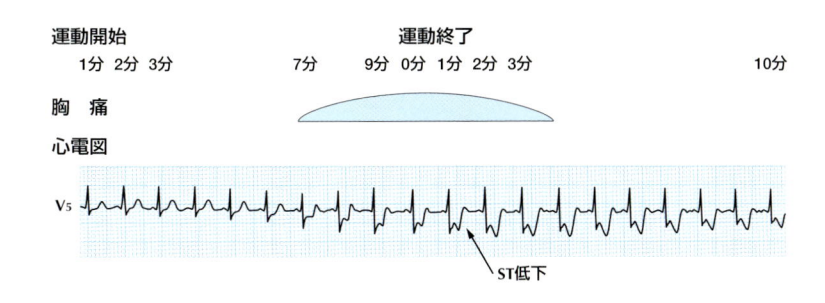

図 9-1　運動負荷試験における胸痛と ST 低下の出現時期

III. 負荷心電図

c) 治療効果の判定

狭心症例でバイパス術やPCIを受けた後に再度運動負荷試験を行うと，治療前に比べて胸痛なく行える運動量が増え，運動耐容能の改善を評価できる。狭心症例にβ遮断薬を投与しても運動に伴う心拍数増加が抑えられ，運動耐容能の改善を認める。

d) 急性心筋梗塞の退院前評価

AMIでは退院前すなわち発症後1～3週にリハビリのひとつとして運動負荷試験を行う。low gradeの運動負荷，すなわち予測最大心拍数の70%または運動負荷5METsで終了とし，一般にはSheffieldプロトコールを用いる。運動耐容能の低い例は予後が悪いとされ，5METsまで運動できたことは退院後自宅での生活が問題ないといえる。

4. 禁忌と合併症

a) 禁　忌

急性心筋梗塞（発症2日以内）や心不全の急性期と不安定狭心症では運動負荷試験は禁忌とされる。高度の大動脈弁狭窄症，閉塞性肥大型心筋症や急性心筋炎も禁忌とされている。また急性肝炎や肺炎などの急性疾患や精神知能異常にて指示に従えない例も一般には禁忌となる。

b) 合併症

運動負荷試験による合併症として致命率は0.01%とされ，心室細動を0.05%，AMIを0.01%の例で併発しうる。危険性はきわめて低いが，除細動器は装備しておく。

5. 判定基準（図9-2）

a) 正常のST変化

運動中は洞性頻脈のためT波とP波が融合して本来基線のT-P部分がなくなり，P-Q部分を基線とする。さらに運動に伴いP波は高電位となるが，著増した心房再分極のためにP波よりQRS波に向ってP-Q部分が下降する。そのためQRS波とP-Q部分の交点をSTの基準とし，正常ではQRS波とST部分の交点であるJ点は同レベルにある。

9 運動負荷試験

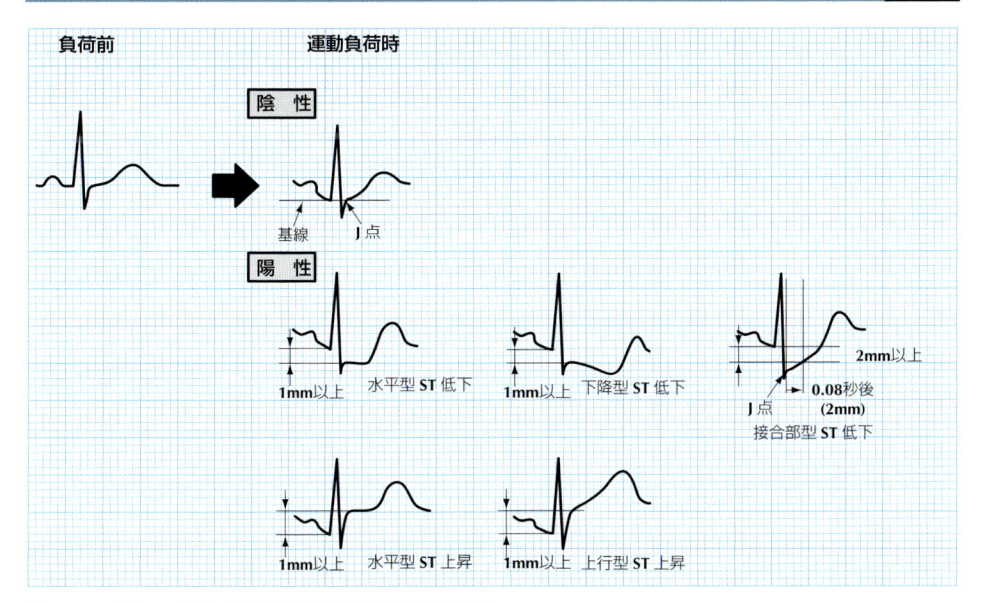

図 9-2 トレッドミル運動負荷試験の陽性基準

> ■ST 変化のチェック
> 運動中は 1 分毎に心電図をチェックするが，特に V₅ 誘導の ST 変化に注目する。陽性例の 90%は V₅ 誘導で ST 変化を示し，II，aVF 誘導でも ST 変化を多く認めるが一般に基線の揺れが激しく評価しにくいからである。

b) 陽性基準

1. **ST 低下 (ST depression)**：安静時と比較して J 点で 1mm 以上の水平型もしくは下降型 ST 低下を**陽性 (positive)** とし，右肩上がりの接合部型 ST 低下では J 点より 0.08 秒後 (2mm) で 2mm 以上低下している時に陽性とする。安静時すでに ST 低下のある例では付加的に上記 ST 低下をさらに生じた時に陽性とするが，安静時にすでに 1mm 以上の ST 低下のある例では運動負荷試験の特異度は低くなり，負荷心筋シンチが推奨される。

    水平型および下降型 ST 低下は接合部型より信頼性が高い。また運動中は水平型 ST 低下を示し，運動終了後より下降型 ST 低下から T 波陰性化を示すパターンも狭心症に特徴的とされる。さらに ST 低下の度合いが強く，ST 低下の出現する心拍数が低いほど重症である。2mm 以上の ST 低下，5METS 以下の運動での ST 低下や運

III. 負荷心電図

動中止後も 5 分以上持続する ST 低下は多枝病変を示唆する。しかし ST 低下を示す誘導から心筋虚血の部位（狭窄病変の部位）を推測することは一般には困難とされる。

なお T 波の変化は判定基準に含まれず，ST 低下がなく T 波陰性化のみ認めても陰性と判定される。また陰性 T 波が正常化しても陽性とは判定されない。

■ST 低下の陽性基準
安静時と比較して
1) J 点で 1mm 以上の水平型または下降型 ST 低下
2) J 点から 0.08 秒（2mm）後でも 2mm 以上の接合部型 ST 低下
　1) もしくは 2) ⇒陽性（positive）

1) J 点で 0.5〜1mm の水平型または下降型 ST 低下
2) J 点から 0.08 秒（2mm）後で 1〜2mm の接合部型 ST 低下
　1) もしくは 2) →equivocal

1) J 点で 0.5mm 未満の水平型または下降型 ST 低下
2) J 点から 0.08 秒（2mm）後で 1mm 未満の接合部型 ST 低下
　1) もしくは 2) ⇒陰性（negative）

■注意点
　予測最大心拍数の 85%でも心電図変化が陽性基準に達せず，陰性との中間の変化を認めた時には "equivocal" と判定する．一方，下肢疲労などで予測最大心拍数の 85%に達せずに運動が中断され，心電図変化が陽性基準に達しない場合には "incomplete" と判定する．目標心拍数まで運動すれば有意な心電図変化を示すかもしれないからである．

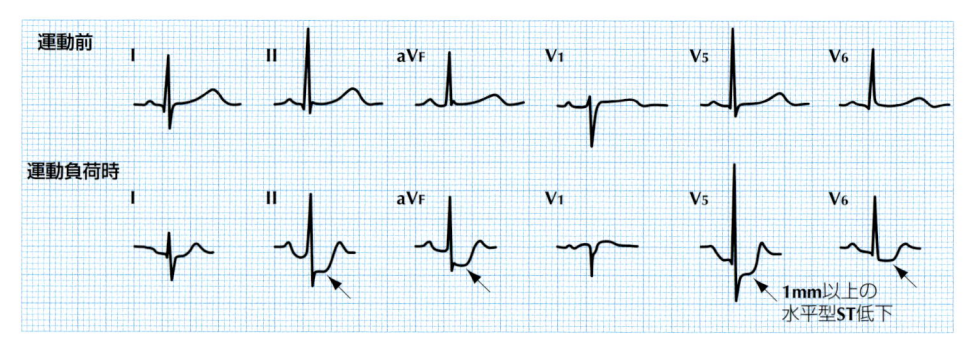

例 9-1　運動負荷陽性例（狭心症）
II，aVF，V5，V6 誘導にて 1mm 以上の水平型 ST 低下を認める．

2. **ST上昇 (ST elevation)**：安静時と比較してJ点で1mm以上の水平型もしくは上行型ST上昇を陽性とし，運動負荷試験の数%の例で認められる。

ST上昇を示す多くは**心筋梗塞 (MI)** 例であり，特に発症後数カ月以内で安静時心電図にて異常Q波とST上昇を示す心室瘤を伴う例に多く認められる。運動で誘発されるST低下はMI例でも心筋虚血を意味するが，ST上昇は心筋虚血でなく心室瘤に伴う壁運動異常によることが多いとされる。

MI既往のない例でST上昇を認めたら，**異型狭心症**を疑う。異型狭心症では運動負荷にて30%の例でST上昇，30%でST低下を認め，40%の例ではST変化を認めない。なおST上昇が誘発された例の10%で心室頻拍を併発する。

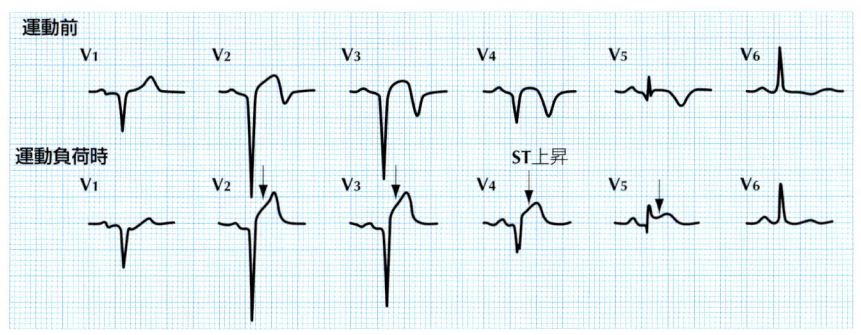

例 9-2 心筋梗塞例（心室瘤あり）
異常Q波を認めるV$_2$〜V$_5$誘導では運動負荷時にST上昇を認める．

■**ST上昇の陽性基準**
安静時と比較して
J点で1mm以上の水平型または上行型ST上昇
　　　⇒**陽性**（positive）
J点で0.5〜1mmのの水平型または上行型ST上昇
　　　⇒equivocal
J点で0.5mm未満の水平型または上行型ST上昇
　　　⇒**陰性**（negative）

III. 負荷心電図

3. **判定不能**：**左脚ブロック（LBBB）** と **WPW 症候群**では左室の伝導が異常のために安静時にも ST 変化を示し，運動時 ST 変化は狭心症の有無に関係なく増大する．そのため ST 変化の程度が陽性基準を満たしても**判定不能** "inconclusive" とする．左脚ブロックや WPW 症候群で狭心症を診断するには単なる運動負荷試験でなく運動負荷心筋シンチを行うべきである．しかし右脚ブロック（RBBB）は左室の伝導に異常をきたさず，通常の基準で判定できる．また 0.5%の例では運動中に左脚ブロック（exercise-induced LBBB）もしくは右脚ブロックを示すが，陽性の基準には含まれない．

　左室肥大の strain pattern を示す例でも運動によって安静時認められる ST 低下はさらに増大するため，**左室肥大の** strain pattern を示す例でも inconclusive とする．

　ジギタリス服用例に運動負荷試験を行うと 50%の例で false positive を示す．ジギタリス効果で安静時 ST 変化のある例では運動時に ST 変化は増大し，陽性基準を満たしても inconclusive とする．しかし安静時 ST 変化のない例ではジギタリスの影響は少なく，通常の基準で判定しうる．また運動負荷で ST 低下を認めない場合は陰性と判定できる．

■ST 変化の判定不能
1) 左脚ブロック（LBBB）
2) WPW 症候群
3) 左室肥大の strain pattern を示す例
4) ジギタリス服用例で ST 変化を伴う例
　　1)〜4)で ST 変化の程度が陽性基準を満たしても
　　　　　　⇒判定不能（inconclusive）

■疑陽性（false positive）
　狭心症ではないのに ST 変化を示して陽性基準を満たす時に false positive という．女性は false positive が多く，50%で false positive を示すともいわれる．過呼吸（hyperventilation）になれば ST 低下をきたし，さらに false positive を示しやすい．心筋症や僧帽弁逸脱症といった心疾患，さらに貧血や低カリウム血症でも false positive を示しやすいとされる．

6. トレッドミル運動負荷試験の実際—検査技師のために

a) 被検者の準備
1. 検査直前の食事は軽くし，検査前少なくとも2時間は禁食とする。
2. 前あきの上下衣などを施設で用意して着替えてもらうが，男性では上半身裸が一般的である。靴は上履きを履くか裸足で行う。

b) 電極の装着
1. 着替えが終わったら椅子に座ってもらう。電極を装着しながら，ベルトの速度と角度は3分毎に増え，胸痛などを自覚したり，足が疲れて運動できなくなった場合には直ぐに伝えるように説明する。
2. ノイズを少しでも減らすために skin preparation が重要である。まず電極を付ける部分の汗や皮脂をアルコール綿でよく拭き取る。その時に電極の邪魔になる胸毛は本人の同意を得て剃ることもある。次にクリーム状の角質除去剤を刷り込んで電極を付ける部分の角質層を除去し，最後に柔らかい乾布で角質除去剤などを完全に皮膚から取り除く。
3. シール型電極を貼るが，両手の代わりに電極を鎖骨中線上の鎖骨直下の平らな部分もしくは肩上部に付ける。両足の代わりに電極を鎖骨中線上の肋骨下縁に付けるが，低すぎるとモジュールを固定するベルトに電極が触れてノイズが増すことがある。またモジュールは腹部にベルトで固定するが，緩すぎるとノイズを作るため，苦しくない程度で指1本のゆとりがよい。

■ポイント
電極を貼る時には皮膚の上から電極をよく押さえて皮膚になじませるようにして貼ると，電極が密着してノイズが少なくなる．

c) 負荷中と負荷後
1. 負荷前に立位と座位で心電図と血圧を測定し，以前の心電図と比較する。
2. 負荷は必ず医師立ち会いで行い，医師は負荷前に病歴と内服薬について聴取するとともに，心電図をチェックして禁忌のないことを確認する。

III. 負荷心電図

3. 運動開始時にはベルトの速度と傾斜はゆっくり増加させ，特に高齢者では転倒に注意する。その後はプロトコールに従ってベルトの速度と傾斜を増加させ，心電図と血圧を1分毎に測定する。オートの場合は予めプロトコールを設定して開始すると，自動的にベルトの速度と傾斜が変化して心電図と血圧も自動で測定される。
4. 負荷中は時々被検者に胸痛などの症状がないかを尋ね，1分毎に記録される心電図を負荷前のものと比較していく。
5. 運動を終了する際はベルトの速度を徐々に落とし，暫くクールダウンしてから完全に止まった所でベルトから下ろして座らせる。運動終了前にベルトは徐々に止まることを伝えておく。
6. 負荷後は少なくとも3分間もしくはST変化や胸痛が消失するまで心電図と血圧を1分毎に測定する。

■ポイント

運動中心電図にノイズが多い時には電極とコードを上からテープで固定するとよい．また力んでいる時には筋電図の混入を減らすため手すりをあまり強く握らないように指示する．

B ダブルマスター2階段運動負荷試験

1. ダブルマスター2階段運動負荷試験とは

図9-3のような1段の高さが23cm（9 inch）の2段の階段を年齢，性別，体重によって決められた回数を3分間で昇降する（シングル負荷試験は半分の回数を1分半で行う）。トレッドミルとは異なり，マスター階段と心電計があれば簡易に施行でき，医師の立ち会いなしで行われることが多い。

2. 判定基準 （図9-4）

a) ST低下（ST depression）

安静時と比較してJ点で0.5mm以上の水平型もしくは下降型ST低下を陽性とし，接合部型ST低下はJ点で2mm以上を陽性とする。安静時すでにST低下のある例では付加的に上記ST低下をさらに生じた時に陽性とする。トレッドミル試験とは判定基準が異なるので注意する。

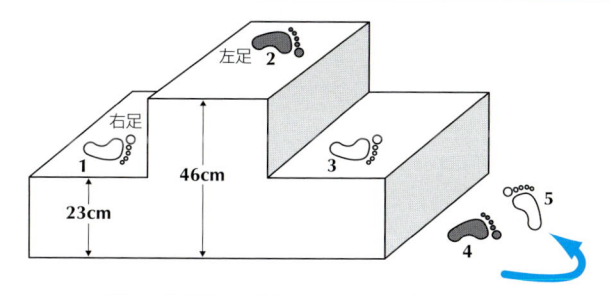

図 9-3　マスター運動負荷試験の階段とステップ方法
通常は 2 段の階段を 5 ステップで昇降し，1 回とカウントする．4 歩目から 5 歩目にかけて向きを換え，昇降を続ける．

　ダブルマスター負荷の運動量は 5～6METs に相当する。虚血を誘発するのには十分な負荷量とはいえず診断感度は 65% と低いため，陰性でも狭心症を否定できない。しかし 1 枝病変例では 35% に対し 3 枝病変例では 70% 以上で陽性となり，陽性例では 3 枝病変の可能性が高い。

　トレッドミル試験と同様に，T 波の変化は判定基準には含まれない。また下肢疲労などで決められた回数を昇降できなかった時には"incomplete"とする。

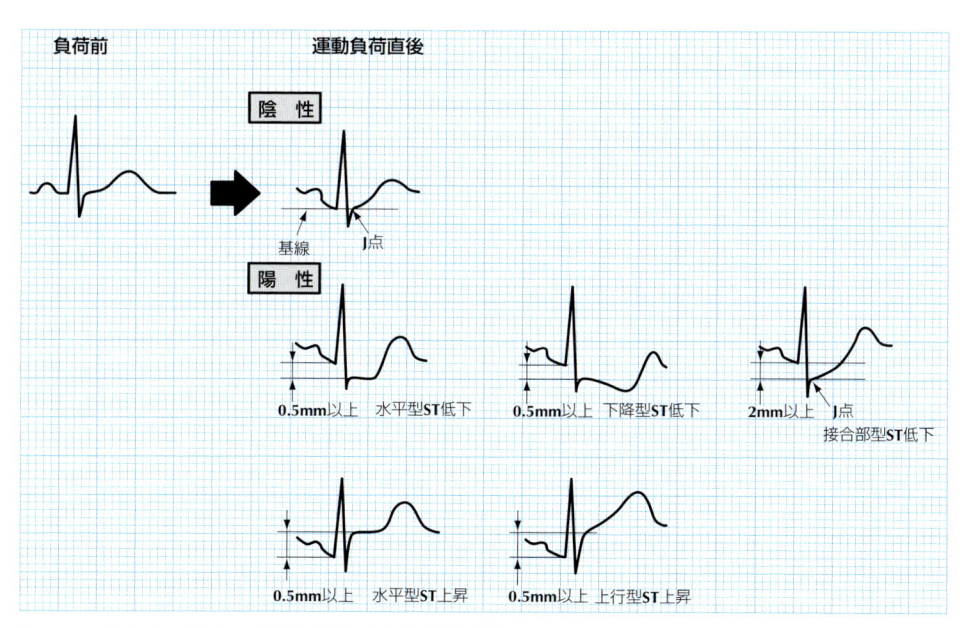

図 9-4　ダブルマスター運動負荷試験の陽性基準

III. 負荷心電図

■ST 低下の陽性基準
　安静時と比較して
1) J 点で 0.5mm 以上の水平型または下降型 ST 低下
2) J 点で 2mm 以上の接合部型 ST 低下
　　1) もしくは 2) ⇒**陽性**（positive）

1) J 点で 0.25〜0.5mm の水平型または下降型 ST 低下
2) J 点で 1〜2mm の接合部型 ST 低下
　　1) もしくは 2) ⇒equivocal

1) J 点で 0.25mm 未満の水平型または下降型 ST 低下
2) J 点で 1mm 未満の接合部型 ST 低下
　　1) もしくは 2) ⇒**陰性**（negative）

b) ST 上昇（ST elevation）

　安静時と比較して **J 点で 0.5mm 以上**の水平型もしくは上行型 ST 上昇を陽性とする。

　前述のように，運動中に ST 上昇を示す多くは MI 例であり，安静時心電図にて異常 Q 波と ST 上昇を示す誘導に認められる。MI 既往のない例で ST 上昇を認めたら異型狭心症を疑い，そのような例では心室頻拍を併発しうる。ダブルマスター試験でも除細動器は必ず装備しておく。

■ST 上昇の陽性基準
　安静時と比較して
　J 点で 0.5mm 以上の水平型または上行型 ST 上昇
　　　　⇒**陽性**（positive）
　J 点で 0.25〜0.5mm の水平型または上行型 ST 上昇
　　　　⇒equivocal
　J 点で 0.25mm 未満の水平型または上行型 ST 上昇
　　　　⇒**陰性**（negative）

9 運動負荷試験

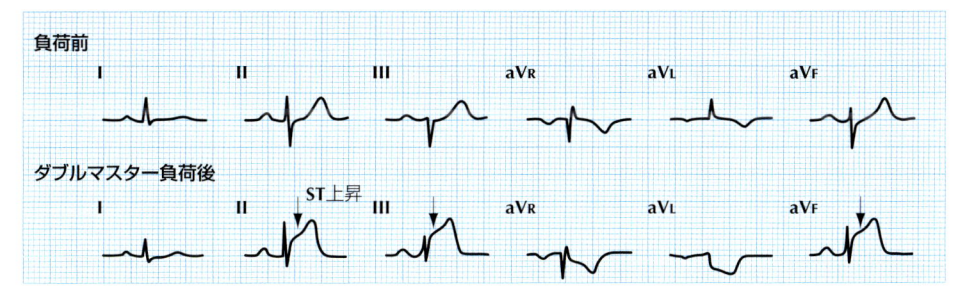

負荷前
I II III aVR aVL aVF

ダブルマスター負荷後
I II ST上昇 III aVR aVL aVF

例 9-3　異型狭心症例
ダブルマスター負荷にて胸痛とともに II，III，aVF で ST 上昇を認めた．

3. ダブルマスター運動負荷試験の実際—検査技師のために

a) 負荷量の設定

1. 図 9-3 に示したように，5 歩で 2 段の階段を昇降して反対側に降り，1 回（1trip）とする．1 往復は 10 歩で 2 回になる．
2. ダブルマスター試験では表 9-3 に示す年齢，性別，体重によって決められた回数を 3 分間で昇降する．通常メトロノームに合わせて階段を昇降し，メトロノームの速度は決められた回数（trip 数）を 3 分間でかつ 1 回あたり 5 歩を要すことより，下式にて計算される．

   歩調（歩/分）
   ＝メトロノームの速度＝（3 分間の階段昇降数／3）×5

   たとえば 40 歳で体重 58kg の男性では表 9-3 より 3 分間の回数は 48 回となり，メトロノームを（48／3）×5 より 80 歩/分に設定する．シングルマスター負荷はダブルマスターと同じ速度で負荷時間のみ 1 分半とする．

b) 負荷前チェックと負荷のかけ方

1. 上半身のみ裸になり，ベッド上に仰臥位になってもらう．その間にカルテにて病名と以前の心電図をチェックする．
2. 安静時 12 誘導心電図を記録する．記録の準備をしながらダブルマスター試験について説明するとともに，最近の症状についても簡単に聴取する．心筋梗塞の急性期や不安定狭心症を示唆する ST 変化や深い陰性 T 波を認めた時には以前の心電図と比較した上で依頼医師を call し，負荷を行うか相談する．

III. 負荷心電図

表 9-3　ダブルマスター運動負荷試験における3分間の階段昇降回数（trip 数）

体　重（kg）	15-19	20-24	25-29	30-34	35-39	40-44	45-49	50-54	55-59	60-64	65-69	70-74	75-79
28〜31　**男性**	62												
女性	60												
32〜36	60												
	58												
37〜40	58	58	58	56	54	54	52	50	50	48	46	46	44
	56	56	56	54	52	48	46	44	42	42	40	38	36
41〜45	56	56	56	54	54	52	50	50	48	46	44	44	42
	52	54	52	50	48	46	44	44	42	40	38	38	36
46〜49	54	56	56	54	52	50	50	48	46	44	44	42	40
	50	52	52	50	48	46	44	42	40	38	36	36	34
50〜54	52	54	54	52	50	50	48	46	46	44	42	42	40
	46	50	50	48	46	44	42	40	38	36	36	34	32
55〜59	50	52	54	52	50	48	46	46	44	42	40	40	38
	44	48	48	46	44	42	40	38	38	36	34	32	30
60〜63	48	50	52	50	48	46	46	44	42	40	40	38	36
	40	46	46	44	42	40	38	38	36	34	32	30	30
64〜68	46	48	50	48	46	44	44	42	40	40	38	36	36
	38	44	44	42	40	38	38	36	34	32	32	30	28
69〜72	44	48	50	48	46	44	42	40	40	38	36	36	34
	34	42	40	40	38	38	36	34	32	32	30	28	26
73〜76	42	46	48	46	44	44	42	40	38	36	36	34	34
	32	40	38	38	36	36	34	32	32	30	28	26	24
77〜81	40	44	46	46	44	42	40	38	36	36	34	34	32
	28	38	36	36	34	34	32	32	30	28	26	26	24
82〜86	38	42	46	44	42	40	38	38	36	34	32	32	30
	26	36	34	34	34	32	32	30	28	28	26	24	22
87〜90	36	40	44	42	42	40	38	36	34	32	30	30	28
	24	34	32	32	32	30	30	28	26	26	24	24	22
91〜95		38	42	42	40	38	36	34	32	32	30	28	28
		32	30	30	30	28	28	26	24	24	22	22	20
96〜99		36	42	40	38	36	34	34	32	30	28	28	26
		30	28	28	28	26	26	24	22	22	22	20	20
100〜104		34	40	40	38	36	34	32	30	28	26	26	24
		28	26	26	26	26	24	24	22	22	20	20	18

3. 安静時心電図を記録したら電極をすべて外し，マスター階段の前に立ってもらう。運動は上半身裸で行うが，女性では下着は外して上着を軽く羽織ってもよい。滑らないように靴下は脱いで裸足で行う。
4. 運動の仕方は口頭で説明するだけでなく，1～2回昇降してみせるとよい。運動中に胸痛などを自覚したら直ぐに知らせるように伝える。
5. 被検者への説明が終わったらメトロノームをスタートし，階段の昇降を始めてもらう。メトロノームのリズムに遅れたり，やり方が違う場合は掛け声をかけて正しい方法に修正する。

c) 負荷後の心電図記録

1. 負荷時間の3分を経過もしくは胸痛などを自覚した時には負荷終了とし，すぐにベッドに横になってもらう。症状の有無を確認しつつ，素早く電極を装着して負荷直後の心電図を記録する。
2. 負荷直後の心電図を迅速にとるには被検者の協力が必要であり，負荷直後に急いで心電図を記録することを予め伝えておく。

   　肢誘導にハサミ型，胸部誘導に吸盤型という一般的な電極を用いる場合はすべて電極を外して運動し，負荷後素早く電極を装着する必要がある。負荷終了前にコードのねじれを直し，ペーストは先に電極に付けておく。胸部誘導は負荷前に付けた吸盤の跡を頼りに素早く装着する。

   　シール型電極では電極を貼ったままコードのみ外して負荷をかけ，負荷後すぐにコードを接続する。
3. **負荷直後**に加え，**2分後**にも再度心電図を記録する。なお2分後の代わりに1分後と3分後を記録する施設もある。症状やST変化を認める時は消失するまで，さらに**2分毎**に記録していく。

参考文献

Bonow R, et al: Braunwald's Heart Disease—A Textbook of Cardiovascular Medicine. WB Saunders, 2005

Chung E: Exercise Electrocardiography—Practical Approach. Williams & Wilkins, 1983

Constant J: Learning Electrocardiography. Parthenon, 2002

Marriott H: Practical Electrocardiography. Williams & Wilkins, 1983

Momiyama Y, et al: ECG characteristics of dilated cardiomyopathy. J Electrocardiol 1994;27:323

Momiyama Y, et al: ECG differentiation of idiopathic dilated cardiomyopathy from coronary artery disease with left ventricular dysfunction. J Electrocardiol 1995;28:231

索引

A
abnormal Q wave ... 42, 60, 88
amyloidosis ... 93
angina pectoris ... 69
anteroseptal MI ... 64
aortic regurgitation（AR）... 77
aortic stenosis（AS）... 75
atrial fibrillation（AF）... 21
atrial flutter（AFL）... 21
atrial septal defect（ASD）... 96
axis ... 8

B
bifascicular block ... 33
Bruceのプロトコール ... 112

C
cardiomyopathies ... 86
chronic obstructive pulmonary disease（COPD）... 25, 107
clockwise rotation ... 12
CMCAD ... 89
congenital heart disease（CHD）... 96
constrictive pericarditis ... 104
Cor Pulmonale ... 105
coronary artery disease（CAD）... 58
counterclockwise rotation ... 12

D
dextrocardia ... 100
dilated cardiomyopathy（DCM）... 89
downsloping ... 43

E
early repolarization ... 46, 48, 63
ectopic atrial rhythm ... 21

effort angina ... 69
Einthovenの三角形 ... 6
electrical alternans ... 104
emphysema ... 107
endocardial cushion defect（ECD）... 96
exercise capacity ... 115

H
heart rate ... 18
horizontal ... 43
hyperkalemia ... 48
hypertension ... 72
hyperthyroidism ... 19
hypertrophic cardiomyopathy（HCM）... 86
hypothyroidism ... 19

I
inferior ... 64
ischemic cardiomyopathy ... 89

J・K
J点 ... 43, 115

Katz-Wachtel現象 ... 99

L
lateral ... 64
left anterior hemlock（LAHB）... 32
left atrial overload（LA overload）... 24
left axis deviation（LAD）... 9
left bundle branch block（LBBB）... 31
left posterior hemlock（LPHB）... 32
left ventricular hypertrophy（LVH）... 34
low voltage ... 40, 93
LV dilatation ... 37

newLearners' Technical Guide

M

METs ... 113
mirror image ... 45, 62
mitral regurgitation（MR）... 83
mitral stenosis（MS）... 80
myocardial infarction（MI）... 58
 anteroseptal— ... 64
 non-Q wave— ... 60
 Q wave— ... 60
 subendocardial— ... 60
 transmural— ... 60
myocardial ischemia ... 53, 69
myocarditis ... 101

N

negative U wave ... 53, 71
non-Q wave MI ... 60
nonspecific ST change ... 45

P

P波 ... 4, 20
P-congenitale ... 97
P-mitrale ... 24, 81
P-pulmonale ... 25, 107
pericardial disease ... 101
pericardial effusion ... 103
pericarditis ... 101
poor R-wave progression ... 67, 108
posterior ... 64
PQ間隔 ... 5
primary pulmonary hypertension（PPH）... 109
prolonged QT interval ... 51
pulmonary embolism（PE）... 105

Q

Q wave MI ... 60
QRS波 ... 4, 33
QRS幅 ... 5, 29
QTc間隔 ... 51
QT延長 ... 51
QT間隔 ... 51
Q波 ... 42
Q波梗塞 ... 60

R

restrictive cardiomyopathy（RCM）... 93
right atrial overload（RA overload）... 25
right axis deviation（RAD）... 9
right bundle branch block（RBBB）... 29
right ventricular hypertrophy（RVH）... 39
rotation ... 12
RV infarction ... 67
R波増高不良 ... 108

S

sinus bradycardia ... 19
sinus rhythm ... 19
sinus tachycardia ... 19
ST depression（ST低下）... 43, 117, 122
 下降型 ... 43
 水平型 ... 43
 接合部型 ... 43
ST elevation（ST上昇）... 45, 119, 124
 上行型 ... 45
 水平型 ... 45
ST segment（ST部分）... 43
stable effort angina ... 69
strain pattern ... 36, 39, 73, 76, 87
subendocardial MI ... 60

T

T wave（T波）... 4, 43
 陰性化 ... 50
 平坦化 ... 50
T波増高 ... 48
T-P部分 ... 43
Takotsubo cardiomyopathy ... 94
tall T wave ... 48
transitional zone ... 12
transmural MI ... 60
treadmill ... 112

U

unstable angina ... 69
upsloping ... 43
U波 ... 53

V

V_{4R}誘導 ... 67

130

索引

valvular heart disease（VHD）... 72
ventricular aneurysm ... 59
ventricular septal defect（VSD）... 98
voltage criteria ... 34, 39

W
WPW症候群 ... 27

あ
アース ... 15
アミロイドーシス ... 93
移行帯 ... 12
異常Q波 ... 42, 60, 88
異所性心房調律 ... 21
陰性U波 ... 53, 71
右脚ブロック ... 29, 97
右胸心 ... 100
右軸偏位 ... 9, 39
右室梗塞 ... 67
右室肥大 ... 39, 109
右房負荷 ... 25
運動耐容能 ... 115
運動負荷試験 ... 112

か
回転 ... 12
拡張型心筋症 ... 89
冠性T波 ... 50, 70
冠動脈 ... 58
貫壁性梗塞 ... 60
基線 ... 43, 116
急性心筋梗塞 ... 48
狭心症 ... 44, 69
鏡像 ... 62
胸部誘導 ... 7, 14
虚血性心筋症 ... 89
筋電図 ... 15
原発性肺高血圧症 ... 109
高カリウム血症 ... 48
高血圧症 ... 72
甲状腺機能低下症 ... 19, 41
甲状腺機能亢進症 ... 19, 22
拘束型心筋症 ... 93
後壁梗塞 ... 65
交流障害 ... 15

さ
再分極 ... 3
左脚ブロック ... 31
左脚後枝ブロック ... 32

131

newLearners' Technical Guide

左脚前枝ブロック ... 32
左軸偏位 ... 9, 36
左室拡大 ... 37, 90
左室肥大 ... 34, 72, 76, 87
左房負荷 ... 24, 81
刺激伝導系 ... 2
収縮性心膜炎 ... 104
肢誘導 ... 6, 14
心筋炎 ... 101
心筋虚血 ... 44, 53, 69, 71, 112
心筋梗塞 ... 42, 58
心筋症 ... 86
心室中隔欠損症 ... 98
心室瘤 ... 59, 62, 119
心内膜下梗塞 ... 60
心内膜床欠損症 ... 96
心嚢液貯留 ... 41, 103
心拍数 ... 18
心房細動 ... 21, 81
心房粗動 ... 21, 23
心房中隔欠損症 ... 96
心膜炎 ... 45, 101
心膜疾患 ... 101
ストレインパターン ... 36, 39, 73, 76
先天性 P 波 ... 96, 97
先天性心疾患 ... 96
前壁中隔梗塞 ... 64
早期再分極 ... 46, 48, 63
増高単極肢誘導 ... 6
僧帽性 P 波 ... 24, 81
僧帽弁狭窄症 ... 24, 80
僧帽弁閉鎖不全 ... 34, 37
僧帽弁閉鎖不全症 ... 83
粗動波（F 波）... 23

た

大動脈弁狭窄症 ... 34, 75
大動脈弁閉鎖不全 ... 34, 37
大動脈弁閉鎖不全症 ... 77
たこつぼ型心筋症 ... 94
脱分極 ... 3

低電位差 ... 40, 93, 103
デルタ波 ... 27
電気軸 ... 8
電気的交互脈 ... 104
洞性徐脈 ... 19
洞性頻脈 ... 19
洞調律 ... 3, 19
洞房結節 ... 2, 3
時計方向回転 ... 12
トレッドミル ... 112

な

二枝ブロック ... 33

は

肺気腫 ... 107
肺高血圧症 ... 39
肺塞栓症 ... 105
肺性 P 波 ... 25, 107, 108
肺性心 ... 105
反時計方向回転 ... 12
非 Q 波梗塞 ... 60
ヒス束 ... 2
肥大型心筋症 ... 36, 86
非特異的 ST 変化 ... 45
非特異的 T 波異常 ... 51
不安定狭心症 ... 69, 116
フィルター ... 15
副伝導路 ... 27
プルキンエ線維 ... 2
ペースト ... 14, 127
弁膜症 ... 72
房室ブロック ... 26
房室結節 ... 2, 21

ま

マスター 2 階段運動負荷試験 ... 122
慢性閉塞性肺疾患 ... 25, 39, 107

や

予測最大心拍数 ... 114

ら

労作性狭心症 ... 69

著者略歴

樅山　幸彦（もみやま　ゆきひこ）

1986 年 3 月	慶應義塾大学医学部卒業	
1986 年 6 月	東京都済生会中央病院　内科研修医	
1991 年 6 月	東京都済生会中央病院　循環器内科医員	
1994 年 9 月	英国セント・ジョージ病院留学	
1999 年 1 月	防衛医科大学校　第一内科助手	
2006 年 4 月	国立病院機構東京医療センター　循環器科医長	
2010 年 4 月	国立病院機構東京医療センター　治験管理室長併任	

神野　雅史（かんの　まさし）

1990 年 3 月	新潟大学医療技術短期大学部卒業	
1990 年 4 月	東京都済生会中央病院　臨床検査科	
2004 年 10 月	東京都済生会中央病院　臨床検査科主任	

大友　雅子（おおとも　まさこ）

1994 年 3 月	昭和医療技術専門学校臨床検査技師科卒業	
1994 年 4 月	東京都済生会中央病院　臨床検査科	

- 本書の複製権・翻訳権・上映権・譲渡権・公衆送信権（送信可能化権を含む）は，株式会社ヌンクが保有します．

- JCOPY 〈（社）出版者著作権管理機構　委託出版物〉

- 本書の無断複写は著作権法上での例外を除き禁じられています．複写される場合は，そのつど事前に，（社）出版者著作権管理機構（電話 03-3513-6969，FAX 03-3513-6979，e-mail: info@jcopy.or.jp）の許諾を得てください．

ニューラーナーズ
newLearners'
心電図テクニカルガイド　　ISBN978-4-7878-1896-6　C3047
2011 年 7 月 15 日　第 1 版　第 1 刷発行

定　価　カバーに表示してあります	発売所　株式会社 診断と治療社
著　者　樅山幸彦／神野雅史／大友雅子	東京都千代田区永田町 2-14-2
発行所　株式会社ヌンク	山王グランドビル 4F（1000014）
東京都大田区南六郷 2-31-1-216（1440045）	TEL 03-3580-2770（営業部）
TEL 03-5744-7187（代）	FAX 03-3580-2776
FAX 03-5744-7179	郵便振替　00170-9-30203
info@nunc-pub.com	eigyobu@shindan.co.jp（営業部）
http://www.nunc-pub.com	http://www.shindan.co.jp/
	印刷・製本　株式会社 加藤文明社印刷所

©2011 樅山幸彦　　　　　　　　　　　　　　　　　　検印省略
Printed in Japan　　　　　　　　　　　　　落丁・乱丁本はお取替え致します